本著作由青海省重点研发与转化计划-科技援青专项（2022-QY-216）
"女性下生殖道感染规范化诊疗技术推广示范应用"支持

阴道微生态
与女性生殖健康

Crosstalk between Vaginal Ecosystem and
Female Reproductive Health

主编／陈道桢　陈钰　陆牡丹

东南大学出版社
SOUTHEAST UNIVERSITY PRESS

内 容 简 介

本书主要面向广大妇产科医生、科研工作者、医学院校学生以及女性读者,较详细地介绍了微生态学与妇产科学形成的新兴交叉学科——阴道微生态学的基本理论、研究方法、临床进展和转化应用。结合国内外研究报道,重点探讨阴道微生态与女性生殖道健康的联系,从微生态的角度解释生殖道疾病的发生机制,提出利用微生态制剂防治生殖道疾病的新理念,以期提高我国生殖道疾病的诊治水平,做到早发现、早诊断、早治疗,为更好提高对女性健康的重视程度提供一些依据。

图书在版编目(CIP)数据

阴道微生态与女性生殖健康 / 陈道桢,陈钰,陆牡丹主编. — 南京 : 东南大学出版社,2024.8. —ISBN 978 - 7 - 5766 - 1573 - 9

Ⅰ. R339.2

中国国家版本馆 CIP 数据核字第 2024QR5463 号

责任编辑:陈潇潇(380542208@qq.com)
责任校对:子雪莲 **封面设计:**王 玥 **责任印制:**周荣虎

阴道微生态与女性生殖健康
Yindao Weishengtai Yu Nüxing Shengzhi Jiankang

主 编	陈道桢 陈 钰 陆牡丹	
出版发行	东南大学出版社	
出 版 人	白云飞	
社 址	南京四牌楼 2 号 邮编:210096	
网 址	http://www.seupress.com	
电子邮件	press@seupress.com	
经 销	全国各地新华书店	
印 刷	广东虎彩云印刷有限公司	
开 本	700 mm×1 000 mm 1/16	
印 张	10	
字 数	180 千字	
版 次	2024 年 8 月第 1 版	
印 次	2024 年 8 月第 1 次印刷	
书 号	ISBN 978 - 7 - 5766 - 1573 - 9	
定 价	56.00 元	

* 本社图书若有印装质量问题,请直接与营销部调换。电话(传真):025 - 83791830。

编写人员名单

主　编　陈道桢　陈　钰　陆牡丹

副主编　杨　蕊　刘　敏　刘　楼

审　核　王加义

编　委

无锡市妇幼保健院：王家俊　周　涛　汪　敏　余仁强　赵　敏

　　　　　　　　　张　昀　付锦艳　詹惠英　徐　锋　曹晓辉

　　　　　　　　　吴　蕾　张　婷　张　立　许涵洁　程　凯

　　　　　　　　　周　洁　明　澜　叶　扬　印永祥　黄少武

　　　　　　　　　臧　嘉　陈佳乐　宋悦筱　周　敏　陆欣怡

海东市第二人民医院：马玉莲　贾　贞　吴慧玲　张丽艳　李秉琴

　　　　　　　　　　祁凤仙　钱富花　王　娟　张玉蕾　王洪瑛

　　本著作由青海省重点研发与转化计划——科技援青项目（2022－QY－216）"女性下生殖道感染规范化诊疗技术推广示范应用"支持。

主编简介

陈道桢

男,1970年10月生,江苏盱眙人,博士(博士后),博士研究生导师,教授,研究员,主任技师。江苏省有突出贡献中青年专家,江苏省"333工程"第二层次培养对象(江苏省卫生领军人才),江苏省"兴卫工程"医学重点人才,江苏省"六大高峰人才"培养对象,江苏省首届医学拔尖人才。中国中西医结合学会肿瘤诊断分委会副主任委员,中华预防医学会微生态学组委员,中国抗癌协会青年委员会委员,江苏省第十届检验学会委员,江苏省肿瘤标志专业委员会委员,江苏省细胞与发育生物学会理事,无锡市医学会检验专业委员会主任委员,《临床检验杂志》常务编委,《南京医科大学学报(自然科学版)》《中国医药导报》《东南大学学报(医学版)》编委,国家自然科学基金一审专家,浙江省、江西省自然科学基金外审专家。现任无锡市妇幼保健院副书记、副院长。

主持国家省市级项目近30项,其中国家自然科学基金面上项目3项,省级课题8项,以第一作者或通讯作者发表了高水平研究论文100余篇,获得教育部科技进步一等奖1项,省市科技进步奖7项,省卫生厅新技术引进一、二等奖15项。获国家发明专利6项,实用新型专利5项,软件著作权10项。主办国家及省级继续教育培训班10余次。

2010 年 12 月—2013 年 12 月受中组部委派参加江苏省对口支援新疆阿合奇县人民医院工作，期间被新疆维吾尔自治区委员会授予第七批"优秀援疆干部技术人才"。2007 年获江苏省总工会知识型标兵称号，2019 年获无锡市委市政府"优秀科研人才"称号。2020 年 9 月再次受中组部委派参加江苏省对口支援海东市第二人民医院工作，成立了"高原名医工作室"，主要研究方向为妇科肿瘤综合治疗及阴道微生态。

陈钰

无锡市首届"双百"中青年医疗卫生后备拔尖人才，中国中西医结合学会肿瘤分子专业委员会委员，研究方向为肿瘤免疫及妇科肿瘤诊断研究。

主持各级课题 5 项，以第一作者或通讯作者发表论文 10 余篇，获得 2 项软件著作权及 2 项国家发明专利。作为主要完成人，获新疆维吾尔自治区自然科学三等奖 1 项、江苏省新技术引进奖 1 项。

陆牡丹

医学博士，江苏省科教强卫医学青年人才，无锡市首届双百拔尖人才。无锡市中西医学会专业委员会委员，《妇儿健康导刊》杂志审稿专家，南京医科大学学报第一届青年编委会编委。主要研究方向为肿瘤发病机制和治疗。

主持多项科研课题，包括江苏省自然科学基金课题、江苏省中药局课题、无锡市卫健委重大课题等。以第一作者发表了肿瘤相关的研究论文 15 篇，其中 SCI 收录论文 10 余篇。获得无锡市科技进步奖、江苏省卫计委新技术引进奖一等奖，江苏省妇幼保健新技术引进奖二等奖。获国际发明专利 2 项，国家实用新型专利 2 项。

主审专家简介

王加义

中国科学院生物物理研究所研究员、国家科技专家库专家、即时检测与健康监测物联网产业技术创新战略联盟副理事长、临床营养产业技术创新战略联盟秘书长、中华妇幼健康行动联盟副主席、中国优生科学协会钙工程专业委员会副会长、中华预防医学会微生态学会理事。成功研发了 10 余个具有自主知识产权的 POCT 产品，6 项为国内外首创，其中 3 项被评定为"北京市自主创新产品"。共获得 8 项发明专利、2 项卫生部科技成果奖和 2 项中科院科技成果奖。其中"细菌性阴道病联合测定技术"和"骨碱性磷酸酶测定技术"被分别列为卫生部十年百项第一轮第五批和第二轮第七批推广科技成果，"需氧菌阴道炎/细菌性阴道病联合测定技术"被评为科技部惠民科技先进成果。

PREFACE
前言

　　正常情况下,阴道微生态处于一个以乳杆菌为优势菌群的相对稳定的平衡状态。这些益生菌可以抑制致病菌及机会致病菌的生长,与人体免疫系统共同守护女性生殖健康。近年来,阴道微生物对生殖系统的影响受到国内外妇产科学专家们的极大关注和高度重视。

　　女性生殖道从阴道到宫颈管、宫腔、输卵管,直至盆腔的菌群结构均具有一定连续性,将阴道微生态与宫颈、宫腔、卵巢等生殖道内环境紧密联系起来。越来越多的研究表明由于清洁卫生重视不足、抗生素使用不当等原因,造成了阴道微生态失衡,并进展成生殖道疾病,如阴道炎、盆腔炎、早产、宫颈癌、不孕症等。其致病机制可能主要通过致病菌群的代谢影响宿主的免疫屏障、致病菌群的生长造成黏膜损伤,激活炎症因子的表达,大量致病菌群的生长导致缺氧、低 pH 等条件等。这些都提示了利用微生态制剂恢复阴道微生态平衡防治生殖道疾病的可能。

本书由无锡市妇幼保健院陈道桢、陈钰、陆牡丹、杨蕊、刘敏、刘楼、王家俊、周涛、汪敏、余仁强、赵敏、张昀、付锦艳、詹惠英、徐锋、曹晓辉、吴蕾、张婷、张立、许涵洁、程凯、周洁、明澜、叶扬、印永祥、黄少武、臧嘉、陈佳乐、宋悦筱、周敏、陆欣怡与海东市第二人民医院马玉莲、贾贞、吴慧玲、张丽艳、李秉琴、祁凤仙、钱富花、王娟、张玉蕾、王洪瑛等专家合作编写，主要面向广大妇产科医生、科研工作者、医学院校学生以及女性读者，较详细地介绍了微生态学与妇产科学形成的新兴交叉学科——阴道微生态学的基本理论、研究方法、临床进展和转化应用。结合国内外研究报道，重点探讨阴道微生态与女性生殖健康的联系，从微生态的角度解释相关疾病的发生机制，提出利用微生态制剂防治生殖道疾病的新理念，以期提高我国生殖道疾病的诊治水平，做到早发现、早诊断、早治疗，为更好提高女性健康的重视程度提供一些依据。

CONTENTS
目录

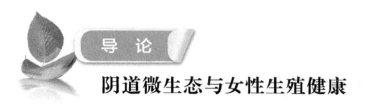

阴道微生态与女性生殖健康

　　人体具有种类繁多、数量巨大的正常菌群,其总质量和肝脏接近,被称为"隐性器官",其意义至关重要。而女性的下生殖道是一个开放性腔道,组成了女性特有的重要微环境。在女性生殖道中,大部分情况下均由阴道优势菌乳杆菌占据主要地位,其余的 10%～20% 则是机会致病菌和过路菌。阴道微生态在受到内源性和外源性因素影响时很容易发生改变。而菌群生态平衡的改变,对女性生殖健康具有重要影响,着重表现在可诱发早产、流产、胎膜早破等不良妊娠结局,或各种妇科感染甚至宫颈病变以及新生儿母胎感染、不孕症等。

　　以往阴道感染的诊断和治疗的核心为病原微生物,主要侧重于形态学检测和功能学检测,而对阴道局部的微生态环境平衡并未重视,从而导致一些阴道感染反反复复难以治愈。对女性健康和病理状态下的阴道微生态环境平衡的研究,将改变对女性生殖道感染的认识,将以往诊断并杀灭病原微生物为主的诊治理念过渡到评价阴道微生态系统并恢复阴道正常微生态环境为诊治目的的新观念。

　　目前国内外阴道微生态研究受到越来越多科研人员及临床工作者的关注与重视。本书从阴道微生态的概念入手,详细介绍了阴道微生态对女性生殖系统的影响、作用机制、诊断及治疗方法,分章节阐述了其对不良妊娠结局、各种妇科感染甚至宫颈病变、不孕症等的影响,深入浅出地总结了目前科研及临床相关研究的最新进展,为科研人员与妇产科医生提供了更为全面了解阴道微生态的途径;充分利用阴道微生态评价体系从微生态角度重新审视女性下生殖道感染性疾病,做到防微杜渐,全面评价阴道感染及治疗前后的阴道微生态状况,指导临床治疗达到恢复正常阴道微生态环境,为守护"她健康"添砖加瓦。

第一章

阴道微生态概述

一、阴道微生态的概念

微生态学是研究人类、动物和植物与自身定居的正常微生物群相互依赖、相互制约的客观关系的科学。在人体体表和与外界相通的腔道中，经常寄居着对人体无损害作用的微生物，统称为正常微生物群，其对人体有益无害，而且是必需的。定植人体的正常微生物主要分布于皮肤、口腔、消化道、呼吸道和泌尿生殖道。在长期进化过程中，通过适应、自然选择，正常菌群不同种类之间，正常菌群与宿主之间，正常菌群、宿主和环境之间始终处于动态平衡状态，形成一个相互依存、相互制约的系统。阴道微生态就是研究阴道中各种微生物与人体的关系的一门新兴科学。

女性下生殖道为开放性腔道，是人体内重要的微生态区。首先，女性解剖和生理结构决定微生态环境。在女性外阴部位，两侧大阴唇自然合拢，遮掩阴道口、尿道口；阴道口闭合，阴道前后壁紧贴。女性阴道壁是由完整的复层的鳞状上皮细胞构成，它们能随着体内雌激素水平的上升而不断增殖、加厚，也随内分泌周期的变化而周期性脱落。这些解剖生理特点形成了自然的防御功能。其次，阴道正常菌群状态是维持女性生殖道健康的重要因素。健康女性的阴道菌群由多种厌氧菌和需氧菌构成。正常状态下，阴道内存在多种微生物。现已确定定植于正常阴道内的微生物群主要由细菌、真菌、原虫和病毒组成，它们主要栖居于阴道的侧壁黏膜皱襞中，其次是穹隆，部分在宫颈。包括革兰阳性需氧菌及兼性厌氧菌，如乳杆菌、棒状杆菌、非溶血性链球菌、肠球菌及表皮葡萄球菌等；革兰阴性需氧菌及兼性厌氧菌有大肠杆菌、加德纳菌等。厌氧菌包括梭状芽孢杆菌、消化链球菌、类杆菌、梭形杆菌等，以及支原体及念珠菌等。

阴道与菌群之间、菌群与菌群之间是相互制约、相互作用、相互依赖的对立统一关系,也可以说是共生关系或是拮抗关系,共处于阴道的微生态环境中,保持着一种协调、平衡的状态。阴道内正常存在的乳杆菌对维持阴道正常菌群平衡起着关键作用。阴道鳞状上皮细胞内的糖原经乳杆菌的作用,分解成乳酸,使阴道局部形成弱酸性环境(pH≤4.5,多在 3.8 到 4.4 之间),可以抑制其他寄生菌的过度生长。此外,乳杆菌通过替代、竞争排斥机制阻止致病性微生物黏附于阴道上皮细胞;同时,分泌过氧化氢、细菌素、类细菌素和生物表面活性剂等抑制致病性微生物生长,从而维持阴道微生态环境的平衡。在生理情况下,雌激素水平、月经、妊娠和年龄等因素,会使阴道微生物群随之发生一些改变,它们在生理范围内波动有利于宿主适应环境。

二、阴道微生态平衡的主要影响因素

1. 雌激素、孕激素水平

雌激素、孕激素水平受患者的年龄、生理期及孕期等因素影响,直接影响女性阴道内表皮细胞等的变化、代谢等,影响糖原代谢水平。

2. 阴道优势菌群的改变及病原菌感染

乳杆菌是一种女性阴道正常内环境中优势菌群,对维持阴道微生态平衡起重要的调节作用。在阴道的微生态系统中,正常健康状态下的优势菌群为乳杆菌,临界状态下菌群多样性增加,而疾病状态下的优势菌就变成了致病菌。正常状态下,阴道内厌氧菌与需氧菌的比例为(5~10):1,其中厌氧的乳酸杆菌是育龄期健康女性阴道内的优势菌,一般一个健康育龄期女性的正常阴道内微生物以 1 种或 2 种阴道乳酸杆菌作为优势菌。乳杆菌为革兰阳性的大杆菌,微需氧或兼性厌氧,但在厌氧状态下生长得更好,最适生长温度为 35~38 ℃。较为常见的乳杆菌有卷曲乳杆菌、加氏乳杆菌等。不洁性行为容易导致病原菌的感染及阴道炎的发生。目前,在细菌性阴道炎中较为常见的致病病菌包括加特纳菌、动弯杆菌等;而在需氧菌性阴道炎中则以大肠杆菌、葡萄球菌、链球菌等较为常见。

3. 抗生素的过度使用

抗生素的过度使用不仅杀灭有害菌群,对维护女性阴道微生态平衡的乳杆菌也有重大影响。

三、阴道微生态对女性生殖的影响

1. 阴道微生态与不良妊娠

在美国医学会期刊（Journal of the American Medical Association, JAMA）的最新研究中建议，孕期应常规开展细菌性阴道炎的筛查。目前，细菌性阴道炎被认为是早产、胎膜早破及产褥感染等的危险因素。

2. 阴道微生态与生殖道感染

目前研究认为，临床上能够明确诊断和不明原因的阴道炎症都存在不同程度的阴道微生态失调。

3. 阴道微生态与宫颈病变

已有研究证实，HPV感染与阴道微生态感染、细菌紊乱存在显著相关性。阴道微生态的失衡加速了宫颈病变的进程，对宫颈癌的发生具有显著作用。

4. 阴道微生态与不孕不育

目前研究发现，阴道微生态失衡后，容易引起上行感染，若这种感染影响到子宫内膜，则对受精卵着床等具有一定影响，且与不孕、不良妊娠、婴儿不良出生结局的发生率相关。

越来越多的研究显示阴道微生态对女性生殖健康的影响具有不容忽视的意义，故阴道微生态平衡的建立至关重要。

主要参考文献

[1] Baud A, Hillion K H, Plainvert C, et al. Microbial diversity in the vaginal microbiota and its link to pregnancy outcomes[J]. Scientific Reports, 2023, 13(1):9061, 12449.

[2] 冯莉,等. 妊娠足月前妇女阴道微生态失衡分析[J]. 中国微生态学杂志,2012,24(12): 1130-1131.

[3] 肖冰冰,刘朝晖. 阴道微生态评价在阴道炎中的应用[J]. 中国妇产科临床杂志,2016, 17(06):483-485.

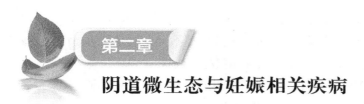

第二章

阴道微生态与妊娠相关疾病

妊娠期间女性身体的代谢、免疫和内分泌都会发生重大变化。妊娠期是女性进入生殖期的自然生理过程。与此同时,定植于身体各部位的微生物群落的结构、组成和数量也会发生变化。随着孕周的增加,阴道微生物菌群的种类和构成比发生着变化,比如厚壁菌门的相对丰度在孕期增加。

第一节 阴道微生态与自然流产

在我国,流产是指妊娠在 28 周以前、胎儿体重不足 1 000 g 而妊娠终止者。由于新生儿救治水平不同,各国将流产定义为分娩孕周早于24 周,甚至20 周。根据国内对流产的定义,按发生流产时停经孕周可以分为早期流产与晚期流产,早期流产是指发生于孕 12 周以前的流产,此时胎盘刚开始形成,胎盘屏障功能差,较易受外界因素影响。早期流产占流产总数的 80%。晚期流产是指发生于孕 12 周以后的流产,此时胎盘已形成,可阻止某些病原体通过胎盘影响胎儿,晚期流产可能由染色体异常、抗磷脂综合征、血栓性血友病以及免疫和内分泌失调引起。炎症是导致流产的主要原因之一。然而,在多达50% 的流产病例中,流产原因仍然不明。由于目前全世界对早产定义的不一致,加之自然流产以孕 3 个月内的流产为主,故本章节重点阐述阴道微生态失衡与早期自然流产的关系。

一、孕期阴道微生态的特点

女性生殖道微生物群是一个局部微生态群,包括上皮屏障、上皮腺体分泌物、免疫功能细胞以及在外源性和内源性因素影响下形成的特定微生物群。妊娠早期的阴道微生态菌群与非孕期类似,但部分菌种相对丰度增加,如阿托波菌(*Atopobium*)、气球菌属(*Aerococcus*)、孪生球菌(*Gemella*)、斯尼思菌(*Sneathia*)、微单胞菌属(*Parvimonas*)、加德纳菌(*Gardnerella*)和巨球菌(*Megasphaera*)。到了孕中期,乳酸杆菌数量增加。

通过对 16s rRNA 进行高通量测序对阴道微生物组进行的研究,根据乳酸杆菌的主要种类确定了 5 种类型的阴道群落(Community state type, CST):CST Ⅰ(卷曲乳杆菌,*Lactobacillus crispatus*)、CST Ⅱ(詹氏乳杆菌,*Lactobacillus jensenii*)、CST Ⅲ(惰性乳杆菌,*Lactobacillus iners*)、CST Ⅴ(加氏乳杆菌,*Lactobacillus jasseri*)和 CST Ⅳ(主要由厌氧菌和兼性厌氧菌组成)。在孕期,CST Ⅳ 最易引发阴道微生态失衡和感染。

健康育龄妇女子宫内膜液中最主要的菌种是乳酸杆菌,而健康育龄妇女子宫微生物组中最常见的菌种是加德纳菌、双歧杆菌、链球菌和普雷沃菌。微生物组划分为以乳酸杆菌为主的微生物组(90% 以上的细菌属于乳酸杆菌属)和以双歧杆菌为主的微生物组(90% 以上的细菌属于双歧杆菌属)。

女性生殖道通过输卵管伞端,使腹腔、上生殖道与外界相通,有报道发现女性内外生殖道组织中的菌群构成类似。因此,当机体免疫力下降或菌群失调时,下生殖道机会致病菌移行至上生殖道定居、生长繁殖、破坏母胎免疫屏障,致病菌及其代谢产物感染胚胎,导致流产甚至胚胎停育。

二、阴道微生态失衡引起自然流产的机制

1. 阴道内菌群的构成特点和作用

卷曲乳杆菌产生乳酸的能力最强,其占优势时(CST Ⅰ),阴道 pH 值最低。惰性乳杆菌产生乳酸的能力最低,因为它只能将葡萄糖通过丙酮酸转化为L-乳酸,而不能转化为 D-乳酸。因此,CST Ⅲ 患者的阴道 pH 值要高于其他乳酸杆菌主导群落的妇女。以惰性乳杆菌为主导(CST Ⅲ)的妇女的阴道 pH 值较高。以加氏乳杆菌为主导的群落(CST Ⅴ)的阴道 pH 值仅次于以卷曲为主导的群落(CST Ⅰ)。在以乳酸杆菌为主的群落中,以詹氏为主的群落(CST Ⅱ)的 pH 值最高。

在以惰性乳杆菌为主导的菌群构成中(CST Ⅲ),L-乳酸和 D-乳酸的比例与阴道分泌物中细胞外基质金属蛋白酶诱导剂(matrix metalloproteinase inducer,EMMPRIN)和基质金属蛋白酶 - 8(matrix metalloproteinase - 8, MMP - 8)的水平密切相关。EMMPRIN 和 MMP - 8 可促进细胞外基质的分

解,从而导致细菌从阴道向子宫迁移,造成上行感染,感染后诱发局部炎症反应导致过度的免疫应答,入侵滋养层细胞,引发流产。

惰性乳杆菌的基因组几乎只有卷曲乳杆菌的一半。因此,它参与碳水化合物代谢和生产必需氨基酸的酶较小。这使得惰性乳杆菌比卷曲乳杆菌更容易受到外源因素的影响。在细菌性阴道病环境中,惰性乳杆菌会上调参与甘油转运的蛋白质和相关代谢酶、胆固醇依赖性细胞溶解素和黏蛋白的表达。在妊娠早期,阴道上皮细胞中存在与卷曲乳杆菌存在的细胞相比,惰性乳杆菌表现出较低的自噬水平,产生更多与应激相关的 HSP70 蛋白,并释放更多的促炎介质。在所有 CST 中,CST Ⅳ-A 的 pH 值最高,其次是 CST Ⅳ-B。以双歧杆菌、肠球菌和葡萄球菌为主的 CST Ⅳ-C 亚型的 pH 值较低,而以链球菌为主的群落的 pH 值较高。CST Ⅳ-A 和 CST Ⅳ-B 是与细菌性阴道病(bacterial vaginosis,BV)相关的群落。育龄妇女中最常见的 CST Ⅳ-C 群落是 CST Ⅳ-C1(链球菌为主)和 CST Ⅳ-C3(双歧杆菌为主)。尽管链球菌和双歧杆菌都能产生乳酸,但这些菌群的阴道 pH 值要高于乳酸杆菌为主的菌群。

阴道内微生物具体构成与分布特征与年龄、生理病理状态、地域、生活习惯、民族、社会经济水平等密切相关。在妊娠早期,阴道微生物群的多样性减少,乳酸杆菌在大多数妇女中占主导地位。在中国人群中,以乳杆菌为主的群落比例最高;在加拿大人群中,以卷曲杆菌最为常见;在英国人群中,CST Ⅰ、CST Ⅲ 和 CST Ⅳ 在欧洲裔、亚洲裔和非洲裔妇女中的比例相同,而在非洲裔妇女中未发现 CST Ⅱ。

2. 微生物组和局部免疫

Toll 样受体(TLRs)是先天性免疫细胞的信号受体,是女性生殖道识别病原体的第一道防线。它们可以诱导免疫反应并调节免疫反应的强度。TLRs 及其信号适配基因的表达可在早期流产的发病机制中发挥重要作用。通过阴道上皮细胞(vaginal epithelial cell,VEC)培养显示,卷曲乳杆菌能显著减少由多核苷酸聚胞苷酸诱导的 IL-6 和 IL-8 的分泌,在成纤维细胞刺激配体-1(FSL-1,TLR2/6 的配体,参与识别革兰阳性细菌和真菌细胞壁糖类的脂联素和肽聚糖)的刺激下,VEC 培养物中的卷曲乳杆菌或加氏乳杆菌能明显下调 IL-6 和肿瘤坏死因子-α 的分泌。因此,卷曲乳杆菌或加氏乳杆菌通过多种方式降低促炎细胞因子的产生。值得注意的是,与卷曲乳杆菌不同,惰性乳杆菌可诱导 TLR 依赖性炎症,其行为更像是阴道炎相关的微生物。

在反复妊娠流产患者中，Th1 主导会刺激细胞毒性。与细菌性阴道病相关的微生物群可将 Th1/Th2 平衡向 Th1 转移，从而促进针对胚胎的免疫反应。另一种类型的 T 淋巴细胞，即调节性 T 细胞，可为异体胎儿提供耐受性。Treg 细胞对妊娠进展至关重要。而 Th17 淋巴细胞具有促炎症特征，也与流产有关。在某些刺激的作用下，Treg 和 Th17 细胞可以相互分化。CST-Ⅲ 和 CST-Ⅳ 群患者的 Th17 细胞数量较多，这些细胞产生的 IL-17 水平也较高，这可能导致 Treg 细胞含量减少，而影响妊娠延续，引发流产。

三、诱发自然流产的阴道微生态失衡检测方法

取材：白带常规：使用无菌长棉签从阴道侧壁上 1/3 处采集阴道分泌物。

宫颈管分泌物：常规外阴消毒，一次性窥阴器（不涂润滑剂）暴露宫颈，用无菌棉球擦去宫颈表面分泌物，再用无菌棉拭子插入宫颈管内 1～2 cm 处，停留约 20 s 后，旋转 1 周。而后将所取宫颈管分泌物的一支放入支原体培养基，另一支则放入无菌试管内进行检测。

白带常规检测判断标准：白带常规中阴道清洁度分为Ⅰ°～Ⅳ°。

Ⅰ°：大量阴道上皮细胞和大量阴道杆菌；

Ⅱ°：可见阴道上皮细胞，少量白细胞，有部分阴道杆菌，可有少许杂菌或脓细胞；

Ⅲ°：见有少量阴道杆菌，有大量脓细胞与杂菌；

Ⅳ°：未见到阴道杆菌，除少量上皮细胞外主要是脓细胞与杂菌。

其中Ⅰ°～Ⅱ°属正常，Ⅲ°～Ⅳ°为异常白带，提示存在阴道炎症。

细菌性阴道病（BV）：Amsel 临床诊断标准，以下 4 项中若具备 3 项即可诊断为 BV：① 均质、稀薄、灰白色阴道分泌物；② 阴道分泌物 pH 大于 4.5；③ 线索细胞阳性，示细菌感染；④ 胺试验阳性。Nugent 革兰染色细菌评分法采用直接涂片革兰染色细菌评分法，>6 分确诊为 BV，4～6 分为中间态，<4 分为正常。与 Amsel 法比较，其敏感性为 62%～100%，阳性准确率为 76%～100 %，重复性好，可在实验室内独立完成，并客观地对阴道分泌物中的细菌进行形态学的半定量检测，是影响因素较少的一种诊断方法。

滴虫性阴道炎（trichomonal vaginitis，TV）检测：取 0.9%氯化钠温溶液 1 滴放于玻片上，取阴道分泌物混于其中，立即在低倍光镜下寻找是否有波动运动的滴虫，若发现滴虫可诊断为滴虫性阴道炎。

外阴阴道假丝酵母菌病（vulvovaginal candidiasis，VVC）：取 0.9％氯化钠温溶液 1 滴放于玻片上，取阴道分泌物混于其中，显微镜下若发现有假丝酵母菌的芽生孢子或假菌丝可确诊感染。

支原体的培养是目前国内进行解脲支原体和人型支原体检测的主要手段。主要是使用液体培养基直接检测并同时进行支原体药敏试验。液体培养法是检测解脲支原体的经典方法，也是 WHO 推荐诊断非淋菌性尿道炎的首选方法。由于液体培养基法有时候会受到细菌或真菌的污染导致假阳性，所以需要固体培养基确认菌落形态才能最后诊断。以常规固体培养能形成"油煎蛋"样特征性菌落，较为准确。但是其生长环境需要 CO_2，成本相对较高，且药物敏感试验需要培养后再转种进行，耗时长，给使用带来极大不便，制约了其在临床上的应用。单克隆抗体免疫荧光法检测解脲支原体是非培养方法中应用最多的检测方法之一。该方法检测时间短、特异性好、操作容易，与培养法有较高符合率。在检测子宫内膜和输卵管部位的标本时较培养法敏感。

四、自然流产阴道微生态失衡的治疗

细菌性阴道病、念珠菌性阴道炎的治疗：硝呋太尔制霉素阴道软胶囊 500 mg 阴道给药，每日 1 次，于晚上临睡前清洗外阴后，放入阴道深处，连用 6 日为一疗程。或者可用乳酸菌阴道胶囊 0.5 g，清洗外阴后，放入阴道深部，每晚一次，连用 7 天为一疗程。但该药妊娠期使用对胎儿的影响尚不明确，需谨慎使用并征求本人意见。

支原体感染的方案为：多西环素、阿奇霉素、左氧氟沙星或莫西沙星等抗生素治疗。明确为支原体感染的患者需要在治疗后随访，采用培养基法宜在停药后 2 周复查，采用核酸检测法宜在停药后 4 周复查。

五、护理措施

1. 先兆流产有阴道流血的孕妇应卧床休息，卧床期间协助孕妇完成日常生活护理。随时评估孕妇的病情变化，遵医嘱进行药物治疗。

2. 流产不可避免者，护士应及时做好终止妊娠的准备，协助医生完成手术，并严密监测孕妇的生命体征，观察其面色、腹痛、阴道流血及与休克有关征象。

3. 指导孕妇保持会阴清洁，及时更换会阴垫，必要时给予每日 2 次会阴擦洗。

4. 指导孕妇均衡饮食防止便秘,同时,多吃蛋白质和铁质的食物加强营养,增加抵抗力,促进恢复。

5. 建立良好的护患关系,加强心理护理,从而稳定孕妇情绪,增强保胎信心。对失去胎儿出现伤心、悲哀等情绪反应者,护士应给予同情和理解,帮助孕妇及家属接受现实,顺利度过悲伤期。

6. 加强疾病相关知识、饮食及活动、药物治疗及自我监测等方面的健康宣教,使孕妇及家属掌握防治流产的相关知识。

六、健康指导

1. 护士应与患者及家属共同讨论流产的原因,并向其讲解流产及保胎的相关知识,使其对流产有正确的认识,为再次妊娠做好准备。

2. 再次妊娠一般在 6 个月后,最好在孕前进行遗传咨询,一旦妊娠应尽早确诊。

第二节　阴道微生态与早产

早产是指妊娠满 28 周至不足 37 周间分娩者。此时娩出的新生儿称早产儿,体重 1 000～2 499 g。有些国家将早产时间的下限定义为妊娠 24 周,也有国家定义早产时间的下限为妊娠 20 周。国内早产占分娩总数的 5%～15%。约 15%的早产儿死于新生儿期。近年来,由于早产儿治疗和监护手段的进步,以及正确判断和处理胎儿出生时复苏技术的提高,使早产儿的死亡率有所下降,甚至低体重儿存活率也有增加。早产可分为自发性早产和治疗性早产。自发性早产根据胎膜的完整性又可分为胎膜完整早产和未足月胎膜早破。

一、阴道微生态(vaginal microecology)与早产的关系

1. 阴道微生态失衡诱发未足月胎膜早破

胎膜早破常见的病因有生殖道感染、羊膜腔内压力过高、胎位异常、头盆不称、外伤刺激、微量元素缺乏等,其中生殖道感染是诱发胎膜早破的主要原因。生殖道感染的临床表现为阴道微生态失衡。

正常妇女阴道内菌群形成以革兰阳性杆菌(如乳杆菌)为优势菌,多种菌

群协调并存的状态。阴道微生态菌群间、机体的局部解剖结构及内分泌调节功能相互依赖、相互调节共同维持阴道内环境的稳定。常见菌包括乳杆菌、B族链球菌、假丝酵母菌、大肠埃希菌、支原体及类杆菌等；过路菌包括金黄色葡萄球菌、肠杆菌等；偶见菌包括淋球菌、变形杆菌、肺炎克雷伯杆菌等。

妊娠妇女体内雌激素增高，阴道上皮细胞内糖原含量增加，为细菌的定植和繁殖提供了能量基础，导致阴道内微生态环境变化，引起阴道黏膜充血、水肿，细胞通透性增加。阴道黏膜的屏障作用削弱使阴道内各菌群构成比变化而破坏阴道内微生态环境，引起菌群失调，甚至诱发生殖道感染。

阴道微生态失调时由于菌群比例失衡，诱发细菌性阴道炎，细菌释放出蛋白酶、水解酶等，导致胎膜细胞的胶原及基质水解，此外也能够引起磷脂酶A2的释放，引起胎膜细胞磷脂分解，导致胎膜早破，此外，细菌释放的毒素间接引起炎性介质的释放，导致子宫收缩，也是引起胎膜早破的原因之一，增加产褥感染的风险。

外阴阴道念珠菌病（VVC）又称外阴阴道假丝酵母菌病、念珠菌性阴道炎，是假丝酵母菌感染所致的一种较为常见的妊娠期女性外阴阴道炎症。其致病菌主要为白色假丝酵母菌，其他一些如光滑假丝酵母菌等占少数。妊娠期VVC的发生率较非妊娠期的女性高约两倍。VVC患者阴道仍以乳酸菌属为优势菌群，但其所占比例明显较正常人群阴道菌群低。有研究通过测序技术对VVC阴道菌群结构分析发现，VVC患者阴道菌群中惰性乳杆菌、加德纳菌比例较高，复发性念珠菌性阴道炎患者有相似表现。妊娠期VVC伴有相应的阴道菌群紊乱，妊娠期阴道菌群紊乱患者，早产、胎膜早破、产褥感染的发生率明显高于妊娠期阴道菌群正常者。假丝酵母菌感染后会破坏女性阴道上皮机体的免疫功能，使得CD4＋细胞的数量减少，因T细胞不能对假丝酵母菌进行有效的免疫识别，同时妊娠期女性体内的绒毛膜促性腺激素、甲胎蛋白及孕酮等均可抑制母体的免疫反应，从而导致女性的阴道局部的抵抗力降低并改变了阴道微生态的环境，使宫颈处胎膜上皮细胞间基质降解，胎膜张力下降，从而诱发胎膜早破。

2. 阴道微生态失衡诱发早产

有回顾性的病例对照研究及前瞻性的队列研究均证实BV与早产的显著相关性，且BV对早产的影响可能存在孕周相关性，感染孕周越早，BV与早产的相关性越显著，如妊娠早期的BV孕妇早产的发生风险增加5～7倍，而妊娠26～32周筛查发现BV阳性的孕妇早产的发生风险增加1.4～1.9倍。临床试验提示,对早孕期 BV 及时治疗可有效降低早产的风险,进一步证实了阴道菌群紊乱与早产的相关性。

国外有研究报道妊娠早期复发性念珠菌性阴道炎患者早产发生率较高,阴道念珠菌定植在妊娠中期比妊娠早期的危害更大。

B 族链球菌(group B streptococcus,GBS),也称无乳链球菌,为需氧的革兰阳性球菌,正常定植于人下生殖道及胃肠道,直肠为主要部位,可通过会阴上行至阴道,属于机会致病菌。GBS 定植后可以短暂带菌、间歇带菌或慢性带菌,带菌率为 15%～35%。GBS 被西方国家列为围产期感染的首要病原菌之一。我国的文献报道孕妇生殖道 GBS 阳性率为 8%～15%。GBS 感染与早产、母体发热、胎膜早破超过 12 h 的新生儿感染有着非常密切的联系,影响围生期母婴结局。临床观察发现,早产孕妇 GBS 阳性者多数合并阴道炎,阴道微生态变化,阴道乳酸杆菌数量减少,杂菌增多,阴道清洁度差,合并病原菌等。妊娠晚期新感染的病例多合并念珠菌性阴道炎或细菌性阴道病,GBS感染可在原有阴道炎症的基础上使阴道微生态失衡进一步加重。

宫内感染是造成早产最重要的原因,其中对于早产的研究中发现,GBS是主要的致病菌。因为 GBS 感染可引起磷脂酶、前列腺素及一些细胞因子如IL-1、IL-6、IL-8 及 IL-12 等白介素的释放,从而,刺激子宫诱发宫缩导致早产的发生。

二、阴道微生态诱发早产的发病机制

在妊娠期,因体内雌激素水平升高使得阴道内糖原增加,适宜念珠菌生长。当孕妇免疫力降低,寄生于阴道内的条件致病菌,尤其是念珠菌开始生长,由定植转为活跃的病原菌,破坏阴道黏膜屏障,引起阴道内菌群紊乱,导致阴道炎。若炎症逆行扩散至宫颈管,溶解宫颈黏液栓,病原菌通过宫颈黏膜屏障进入宫腔,引发宫内感染,病原菌侵袭羊膜囊,使胎膜细胞磷脂分解,炎症的反应过程中可生成大量的酶类,主要是含金属蛋白酶以及胶原酶类,这些酶类可破坏胎膜的胶质,使得羊膜的弹性和张力均下降,导致胎膜早破的发生。VVC 的发生可能与 Th1 细胞和 Th2 细胞之间的水平失衡有关。

阴道微生物群的细菌丰富性增加,这是由于炎症激活和刺激早产途径或早先存在的阴道病原菌导致胎儿感染,一旦感染胎膜屏障而导致细菌的上升。

GBS 对绒毛膜的吸附及穿透力很强,因而宫颈、阴道、直肠、泌尿道等处的 GBS 可上行感染至胎膜,激活了炎症和早产的相关途径,通过炎症细胞的吞噬作用及细菌产生的蛋白水解酶的直接侵袭,使胎膜局部张力减低,从而导致胎膜早破。GBS 为机会致病菌,当阴道微生态平衡紊乱,GBS 可能由定植转为毒力强的致病菌而导致母婴感染的不良围产结局。GBS 阳性者早产的比率较足月分娩者明显增加,提示早产组孕产妇阴道内菌群发生了变化,其发生机制可能是 GBS 影响阴道微环境,使阴道菌群失调,致病菌毒力增强上行感染,而引起胎膜早破,绒毛膜羊膜炎,诱发早产的发生。

一般认为,感染所引起早产发生的机制主要是由于某些病原体侵入胎盘绒毛膜蜕膜间隙,释放毒素而引起中性粒细胞和巨噬细胞增多,产生各种炎症介质因子,如 IL-1、IL-6、IL-8 等从而激活前列腺素合成系统,使前列腺降解酶活性降低,前列腺素增加,促进子宫收缩;同时炎性因子可以产生蛋白水解酶,水解宫颈附近胎膜的细胞外基质,使组织强度降低,胶原纤维减少,胎膜张力下降,使得未足月胎膜早破的风险增加,导致早产发生。IL-6 也在与早产密切相关的羊膜腔发生感染时,表达明显增加,其作用的可能机制是直接或间接刺激前列腺素的产生、子宫平滑肌细胞催产素的分泌和促进催产素受体 mRNA 的表达及结合力的增加,促进早产的发生。

研究显示 GBS 阳性孕妇多合并假丝酵母菌性阴道炎,两种病原菌都是条件性致病菌,当机体免疫功能低下时或者认为 GBS 定植也为一个诱发条件,使阴道微生态发生改变,菌群紊乱,使阴道乳酸杆菌减少、白细胞增多及假丝酵母菌增多,阴道内病原菌增多,侵袭力增强,进而破坏引导及宫颈黏膜屏障上行感染,导致胎膜早破及早产等并发症。

三、早产患者阴道微生态的评价方法

检测 GBS 的方法主要通过细菌培养、抗原抗体测定、DNA 探针检测、荧光原位杂交、脉冲凝胶电泳及聚合酶链反应等。

国内报道多以细菌培养检测 GBS 为主。近几年,采用 PCR 快速筛查的方法也广泛应用,多为孕期筛查,也有对胎膜早破及早产孕妇即时采集标本进行检测的报道。除非孕期已明确诊断 GBS 菌尿,或既往 GBS 感染新生儿分娩史,无论计划采用何种分娩方式,所有孕妇都应该在孕 36 至 38 周之间进行 GBS 培养法筛查。

采样时不使用阴道窥器,先用拭子在阴道下部取样,然后用同一拭子通过肛门括约肌在直肠取样。取样部位:阴道口 1/3,肛门括约肌 2~5 cm。

(1)细菌的分离培养:将盛有标本的培养管放入 37 ℃培养箱(CO_2 培养

箱,浓度稳定在 5%～10%)内温育 18～24 h。GBS 在液体培养基内生长呈絮状,若发现有细菌生长就转移接种于血平板及麦凯琼脂培养基中,此种培养基为选择性培养基,加入了抑制革兰阴性菌的抑菌剂,以避免对 GBS 的干扰,确保 GBS 菌落的纯度,放入 37 ℃的孵箱中培养 18～24 h。对有菌落生长者做菌落计数,然后选取优势菌菌落做纯培养。如果是初次分离菌落单一且生长较多时,可以直接做鉴定。菌落在血平板内呈灰白色、透光、湿润、光滑、凸起状。

(2) 鉴定:按照鉴定仪要求调配菌液浓度,对可疑菌落进行生化鉴定。经过以下几个步骤鉴定:革兰染色、触媒试验、溶血试验及 CMAP 试验等。若溶血试验(＋),触媒试验(－),革兰染色(＋),CMAP 试验(＋)即鉴定为 GBS菌株。

四、早产患者阴道微生态失衡治疗

孕期动态监测 H_2O_2、LE、SNA 的变化,有利于积极预防早产,若仅 H_2O_2、LE 变化,SNA 阴性者可不需特殊治疗,而 H_2O_2、LE、SNA 均阳性者则应采取针对性治疗。

BV 的治疗:乳酸菌阴道胶囊 0.25 g 每晚一次,每次 2 粒,连用 7 日。尚未见对胎儿有不良影响报告,但孕期用药仍须谨慎。

VVC 的治疗:制霉素阴道泡腾片,冲洗外阴阴道后经阴道将制霉素阴道泡腾片 10 万 U 置入患者阴道内 5 cm 部位,给药时佩戴塑料指套,送药动作轻柔缓慢,每日用药 1 次,连续用药 2 周为 1 个疗程。两组患者均连续治疗2 周,治疗过程中确保良好的外阴清洁,严禁性生活。克霉唑 0.5 g 睡前阴道内给药。用(或不用)投药器将药片置于阴道深处。一般用药 1 次即可,必要时可在 4 天后进行第二次治疗。

GBS 筛查阳性孕妇的治疗:产程中针对 GBS 予抗生素预防性应用指征包括:产前 GBS 筛查阳性、妊娠期 GBS 菌尿、既往 GBS 感染新生儿分娩史;GBS 定植状态未知且合并以下任一情况:① 早产;② 胎膜早破＞18 h;③ 体温≥38 ℃;④ 产程中全自动核酸扩增试验(NAAT)提示 GBS 阳性;⑤ 既往妊娠期 GBS 阳性(但如确诊宫内感染,则应更换为更加广谱的抗生素)。下列情况则无需针对 GBS 予抗生素预防性应用:未临产、羊膜未破裂时行择期剖宫产(无论母亲 GBS 培养结果如何);此次妊娠阴道和直肠 GBS 筛查阴性。妊娠期 GBS 菌尿的处理:菌落计数≥105 CFU/ml,不论患者是否有症状,均应立即予抗生素治疗泌尿系 GBS 感染,能够降低孕妇肾盂肾炎、早产、低出生体重儿风险。另外,需在产程中预防性应用抗生素。菌落计数<105 CFU/ml,且患者无症状时,无需立即治疗泌尿系 GBS 感染,但应在产程中预防性应用抗生素。静脉注射青霉素是一线选择,因其对 GBS 更有针对性,不易诱导其他病原体耐药性。静脉注射氨苄青霉素亦可供选择。口服或肌注抗生素以及抗菌药物阴道冲洗等方式均不能获得理想效果。青霉素 G,500 万 IU,后 300 万 IU q4h 至分娩;或氨苄青霉素 2 g,后 1 g q4h 至分娩。青霉素过敏的选择:头孢唑林 2 g,后 1 g q8h 至分娩。对青霉素与头孢类抗生素均过敏:克林霉素 900 mg q8h 至分娩;万古霉素 20 mg/kg q8h 至分娩,输注液时间不小于 1 h,或输液时间为 0.5 g/30 min。

五、护理措施

1. 提供舒适的环境,加强休息。先兆早产者无宫颈改变适当减低活动强度,避免长时间站立;有改变的先兆早产者相对卧床休息;早产临产者需绝对卧床休息。卧床休息取左侧卧位,增加子宫血液循环,改善胎儿供氧。

2. 严密监测母儿病情观察,出现早产临产、胎膜破裂、胎儿胎心异常等情况,及时报告医生进行处理。

3. 按医嘱给予药物治疗抑制子宫收缩,用药期间密切观察药物疗效,准确判断药物的不良反应。

4. 早产不可避免时,做好接产准备,协助完成助产操作,做好抢救、护理早产儿的各项准备。

5. 建立良好的护患关系,耐心倾听孕妇主诉,减轻其不良情绪,同时,鼓励家属给予心理支持,减轻其心理负担。

六、健康指导

1. 疾病知识教育。做好孕期保健知识的指导,告知孕妇早产的征象,发现异常应及时就诊。

2. 活动及饮食指导。指导孕妇加强营养,饮食均衡,防止便秘,保持平静的心情,避免诱发宫缩的活动,如举重物、性生活等。

3. 用药指导。做好抑制子宫收缩药物的健康教育,告知用药目的及药物的不良反应,出现不适及时告知医护人员。

4. 早产不可避免时,做好分娩期、产褥期知识教育和早产儿护理相关知识教育等。

第三节 阴道微生态与胎膜早破

临产前胎膜自然破裂称为胎膜早破。据报道,近年来我国胎膜早破的发生率为 15.3%。胎膜早破时间≥37 周的称为足月胎膜早破,<37 周的称为未足月胎膜早破(pre-premature rupture of membranes,pPROM)。胎膜早破是造成母儿感染、绒毛膜羊膜炎的原因。其中未足月胎膜早破是造成早产、新生儿死亡及脑瘫的重要原因。PROM 大多不可逆,一旦发生 PROM 通常只能被动期待治疗,在期待治疗过程中发现母儿感染或胎儿宫内缺氧征象则立即予以引产或剖宫产终止妊娠,而此时隐性或者显性的母儿感染均已经较为严重。即使在发达国家,PROM 的治疗费用也很高。目前对 PROM 尚且缺乏有效的早期预警和预防手段,因而 PROM 也成为国内外研究的热点。胎膜早破所致的羊水过少能导致胎儿窘迫、难产、剖宫产的发生率上升。引起胎膜早破的主要原因有:① 生殖道感染;② 羊膜腔压力升高,如双胎、羊水过多等;③ 胎膜受力不均匀如胎位异常、头盆不称,前羊膜囊受力不均匀;宫颈机能不全,前羊膜囊楔入,胎膜受压不均导致胎膜破裂;④ 创伤,如羊膜腔穿刺不当、性生活刺激、腹部受到撞击等;⑤ 微量元素如铜、锌及维生素等缺乏,可使胎膜张力下降,易引起胎膜早破。其中,生殖道感染是胎膜早破的主要原因,即阴道微生态失衡所致的胎膜早破,本节就阴道微生态失衡导致的胎膜早破进行阐述。

一、阴道微生态与胎膜早破的关系

阴道炎症是胎膜早破的主要原因,病原体上行感染侵袭宫颈内口局部胎膜,使胎膜张力下降发生胎膜早破。在孕期常见的阴道炎症病原体有霉菌、滴虫、支原体以及细菌性阴道病等。而大多数孕妇往往由于孕期激素变化、阴道局部抵抗力下降,伴随有无症状的混合性病原体感染,其中一部分为机会致病菌和厌氧菌,这部分孕妇发生胎膜早破前后通过显微镜检和培养法并不能找出致病病原体或全部病原体,目前常用的镜检法和培养法所能检出的病原体不到 1%,因此在临床工作中,大多数胎膜早破的孕妇并没有明确诊断阴道炎的依据。相关文献统计,有 30%~50%阴道菌群失调或细菌性阴道病的孕妇无临床症状。

乔治(George)等研究也证实,即使没有感染症状,微生物菌群仍能通过上行感染至羊膜腔诱发胎膜早破和早产。大多数健康妇女在整个孕期中阴道内菌群的构成趋向于稳定,阴道微生态在整个孕期无明显变化。而发生胎膜早破的孕妇,则会在孕期的不同时段发生程度不一的阴道微生态失衡。国外有学者以大样本前瞻性队列研究发现,在 $24 \sim 29^{+6}$ 周及 $30 \sim 36^{+6}$ 周阴道内菌群构成发生改变,导致阴道微生态失衡的孕妇,发生胎膜早破的风险将明显增加。乳杆菌是维持阴道微生态平衡的主要菌种,健康的阴道微生态以乳杆菌为优势菌群。然而,即使在以乳杆菌为主导菌群的阴道微生态中,以惰性乳杆菌为主导乳杆菌的阴道菌群生态与未足月胎膜早破和早产相关。其中仅以一种乳杆菌为主要菌群的阴道微生态构成,与多种乳杆菌为主要菌群的阴道微生态构成相比,无症状细菌性阴道病的发生率则更高。细菌性阴道病是孕期常见的阴道炎症之一,其特征是以阴道加德纳菌为主的厌氧菌混合性感染,其病原体代谢产物与临床特征及症状有着相关性(表 2-3-1)。

表 2-3-1 细菌性阴道病的主要代谢产物与临床的关系

代谢产物	临床相关
腐胺、尸胺、2-甲基-2-羟基丁酸、二甘醇	与阴道炎症的临床症状有关
三甲胺	使白带鱼腥味更易检出,同时即使在含量高时,革兰染色检查仍显示患者为"健康"
醋酸盐、琥珀酸盐	琥珀酸盐为病原体代谢产物,但在细菌性阴道病中没有特异性
2-羟基异戊酸、γ-羟基丁酸酯	与临床检出率有关

除细菌性阴道病以外,近年研究发现,孕期存在着无主导菌种的多种病原体混合感染,且无明显症状。这种混合感染多以机会致病菌为主,目前研究分析这些孕妇的阴道菌群构成,发现胎膜早破孕妇与正常孕妇相比,在乳杆菌减少为基础的共同特征以外,常见的条件致病菌种有普雷沃菌、嗜胨菌、小杆菌属、链球菌、卡氏菌属、微单胞、厌氧球菌、动弯杆菌、拟杆菌属、巨球菌属等,显示出个体差异和以机会致病菌为主的混合感染的明显特征。另外人型支原体和解脲脲原体也是孕期阴道感染的致病菌种;同时,在围孕期有HPV感染的孕妇,统计显示无症状的细菌性阴道病和白念珠菌感染率有升高。在这些无主导致病菌的混合阴道感染孕妇中,代谢产物更为多样且相互作用的过程更加复杂。无症状阴道炎症及胎膜早破的发生与人种也有关系,

多项研究发现,在非裔族群中,阴道乳杆菌的相对丰度降低,且优势乳杆菌为惰性乳杆菌,因此未足月胎膜早破和早产的发生率均高于其他人种,高发地区可超过 10%。阴道微生态失衡的孕妇在尚无阴道炎症状时即可发生胎膜早破;而当微生态失衡加重时,孕妇将表现出外阴阴道炎的症状,此时发生胎膜早破的概率更高。但并非每个阴道微生态失衡的孕妇都会以胎膜早破为表现。就个体而言,在阴道微生态失衡时是否最终发生胎膜早破,则与阴道宫颈局部免疫应答有关,即阴道微生态失衡诱发胎膜早破的机制。

二、阴道微生态失衡诱发胎膜早破的机制研究进展

阴道微生态失衡的状态下,阴道内致病或(和)条件致病的病原体增加,其菌群代谢产物与宿主局部阴道黏膜产生了复杂的免疫应答反应,最终致使各类物质代谢异常,炎症因子表达上升,宫颈内口处胎膜受到炎症侵袭,局部张力下降,发生胎膜早破。

1. 糖代谢

子宫颈产生的黏液含有丰富的碳水化合物、脂肪酸和微量元素,结合阴道上皮中的沉积糖原,提供了阴道微生物群所利用的大部分营养。乳杆菌可利用宿主 α-淀粉酶在阴道液中将糖原水解为麦芽糊精、麦芽三糖和麦芽糖,并且阴道黏膜代谢产物图谱分析表明,麦芽糊精、麦芽三糖和麦芽糖的相对浓度与卷曲乳杆菌和詹氏乳杆菌的相对丰度呈正相关。惰性乳杆菌发酵碳基类化合物的能力低于脆性乳杆菌。因此尽管这两种乳杆菌都有代谢葡萄糖、甘露糖、麦芽糖和海藻糖的能力,但只有脆乳杆菌具有发酵乳糖、半乳糖、蔗糖和果糖的能力。同样是乳杆菌为优势菌群,以惰性乳杆菌为优势菌群的阴道菌群较以卷曲乳杆菌等其他乳杆菌为优势菌群的阴道菌群构成更易发生阴道微生态失衡,进一步发展为胎膜早破。

2. 短链脂肪酸(short chain fatty acids,SCFAs)代谢

SCFAs 与多种阴道微生物构成相关,能明显降低乳杆菌抗菌活性,可在阴道内使局部促炎症因子增加,并破坏阴道上皮屏障完整性,导致阴道内感染风险增加。从细菌性阴道病患者的阴道黏膜中很容易检测到 SCFAs 的升高,包括乙酸、丙酸、丁酸、琥珀酸、甲酸、戊酸和己酸,也证实了这一点。许多细菌性阴道病的相关细菌能产生 SCFAs,包括拟杆菌(琥珀酸盐)、消化球菌(丁酸盐和乙酸盐)、梭状芽孢杆菌和二元酸盐(丙酸盐)。最近的研究表明,琥珀酸盐在以脆性乳杆菌为优势菌群的微生物群落中也有升高。上述研究

解释了细菌性阴道病中的致病菌与小分子致病代谢产物之间的关系。阴道代谢和微生物组学特征的相关性分析研究发现阴道加德纳菌是阴道分泌物中 γ-羟基丁酸的主要产生者,因此可作为诊断细菌性阴道病的重要分子标记物并指导治疗,但是 γ-羟基丁酸的病理作用尚待确定。

3. 胺代谢

生理状态下,阴道黏膜上皮细胞能够产生少量腐胺、精胺和亚精胺,它们在免疫调节、脂质代谢、核酸稳定和细胞分裂中发挥着重要作用。然而,在病理状态下,致病性微生物能明显增加此类物质的产生。大多数生物胺都是通过特定的氨基酸脱羧反应产生的,并通过消耗氢离子和随后降低细胞内和细胞外酸度来改变氧化还原状态,从而破坏了阴道环境内 pH 的稳定性。对乳杆菌的代谢组学研究表明,细菌性阴道病中,包括尸体、腐胺、胍丁胺和酪胺在内的几种胺类的含量都明显升高,这些胺类物质与阴道分泌物的恶臭味有关。

三、阴道微生态失调与局部炎症免疫应答

1. 绒毛膜腔和羊水的亚临床感染是胎膜早破的最普遍的病理生理改变。阴道上皮的黏膜免疫反应系统可以防止病原体的入侵,包括内分泌信号调节的免疫细胞调节、转运以及其活性。并且与整个生殖道系统的病原识别受体调节紧密相关,同时与抗菌肽的分泌有关,如 β-防御素、弹性蛋白和分泌性白细胞蛋白酶抑制剂。某些菌种可以抑制或增强局部免疫和炎症反应。以脆性乳杆菌为优势的阴道菌群与细菌性阴道病相关的细菌或惰性乳杆菌相比,促炎症细胞因子(如 IL-1α、IL-1β 和 IL-8)的表达水平更低。而阴道加德纳菌可导致促炎症细胞因子(如 IL-6、IL-1β、TNFα 和 IL-8)、趋化因子(如 RANTES、MIP-1β)和抗菌肽(如 hBD-2)的上调。与细菌性阴道病相关的普雷沃杆菌不分泌促炎症因子,通过抗炎症细胞因子以及抗菌多肽 SLPI 的低水平表达与细菌性阴道病有关。体外试验证实,阴道上皮细胞的免疫和炎症反应有菌种特异性。在一系列的局部免疫应答反应下,导致羊膜处胶原蛋白分解,前列腺素释放;引起宫颈拉伸,宫颈管缩短,子宫肌层收缩引起早产。在惰性乳杆菌占优势的阴道菌群中,D-乳酸水平的升高和 D-乳酸/L-乳酸上升促进阴道细胞外基质金属蛋白酶诱导剂的表达,进而激活基质金属蛋白酶-8,随后可能破坏宫颈处胎膜完整性,最终可引发未足月胎膜早破,并因此导致早产,且两者互为因果。部分菌种与阴道黏膜上皮在炎症免疫应答中导致炎症因子上升情况见表 2-3-2。

表 2 - 3 - 2　部分菌种导致炎症因子上升

菌种	上调的细胞炎症因子/化学产物
阴道阿托波菌(Atopobium vaginae)	胎膜相关黏蛋白,CCL20,hBD - 2,IL-1β,IL-6,IL-8,TNF - α,hBD - 3,G - CSF,IP - 10,Mip - Iβ,RANTES,Gro - α
白念珠菌(Candida albicans)	TNF - α,IL-8,CXCL8,hBD2,IL-1β
阴道加德纳菌(Gardnerella vaginalis)	IL-6,IL-8,G - CSF,IP - 10,Mip - Iβ,RANTES,Gro - α,IL-1β
惰性乳杆菌(Lactobacillus iners)	IL-6、IL-8,PRR,SLPI
鞘乳杆菌(Lactobacillus vaginalis)	hBD2,IL-6,IL-8
动弯杆菌(Mobiluncus)	IL-6,IL-8,G - CSF,IP - 10,Mip - Iβ,RANTES,Gro - α,hBD2
淋病奈瑟球菌(Neisseria gonorrhoeae)	IL-8,IL-6,CD - 54,CD - 66
比氏普雷沃菌(Prevotella bivia)	IL-6,IL-8,G - CSF,IP - 10,Mip - Iβ,RANTES,Gro - α,hBD2,IL-1β
表皮链球菌(Streptococcus epidermidis)	IL-1β,1L - 1RA,1L - 8,GCSF,TNF - α

2. 在炎症免疫应答过程中,细胞免疫与体液免疫都起到相应的作用。而巨噬细胞在黏膜上皮局部炎症免疫应答中的作用,近年来越来越受到重视。机体在炎症刺激下,单核细胞分化为巨噬细胞,参与机体特异性与非特异性免疫。没有被诱导活化的 M0 型巨噬细胞免疫学功能十分微弱,必须在不同的微环境中被诱导激活后,才能有效地发挥其不同的功能。阴道局部炎症能刺激并诱导巨噬细胞分型极化为经典活化的 M1 型和选择性活化的 M2 型。M1 型巨噬细胞促进 Th1 反应,具有较强的杀菌作用,但过度活化也会加重炎症反应从而导致组织损伤。M2 型巨噬细胞诱导 Th2 反应,可抑制炎症、加强免疫耐受,提升组织上皮细胞的屏障功能,有助于局部组织愈合、恢复阴道黏膜局部免疫微环境。在抵抗病原菌入侵时,M1 型巨噬细胞和 M2 型巨噬细胞的表达水平处于相对平衡状态,发挥各自的作用以维持内环境的稳定。如炎症反应持续发生,巨噬细胞将极化成 M2 型巨噬细胞,分泌大量的抑炎因子,以抑制及缓解炎症反应。国外一个研究小组用 0.47 mm 直径的细针刺破孕 15 日小鼠的完整羊膜囊模拟未足月胎膜早破,发现羊膜上的破孔能在 72 h 内愈合,通过免疫荧光染色发现破裂口附近的 M2 巨噬细胞标志物精氨酸酶 1(Arg1)在 24 h 内即高表达。在此基础上,进一步研究发现在破裂处注射胶

原凝胶能显著加速愈合,其机制是 M2 巨噬细胞聚集、羊膜间质细胞迁移,激活运动蛋白、肌球蛋白、胶原受体发挥胶原的修复作用,从而促使胎膜上的小破裂口愈合。

四、阴道微生态在预防胎膜早破中的诊断应用

如上所述,导致胎膜早破的孕期阴道炎症,多为无症状的混合感染,病原体多样,代谢产物种类众多,炎症免疫应答反应复杂。基于这些特点,传统的镜检法能发现的病原体十分有限,且在诊断过程中容易受到主观因素的干扰。而培养法则很难将所有与阴道炎症相关的病原体检出。目前常用的微生物的功能学诊断包括菌群的代谢产物 H_2O_2、pH 值、唾液酸酶、白细胞酯酶、β-葡糖醛酸酶、乙酰氨基葡萄糖苷酶。国内对阴道微生态正常的评价标准为:阴道内菌群密度为 Ⅱ-Ⅲ级,多样性为 Ⅱ-Ⅲ级,优势杆菌为乳杆菌,清洁度为 Ⅰ度,乳杆菌功能正常(即 H_2O_2 为阳性),阴道 pH<4.5,但在临床实践中仍存在局限性甚至产生误导。致使长期以来对阴道炎症的治疗存在三大难题,即抗生素合理使用率低、治愈率低、复发率高。近年来,随着二代测序技术的发展,多组学诊断方法逐渐被应用到孕期无症状阴道炎症中。

1. 基因组学

宏基因组可全面检测阴道内所有微生物的基因序列,从中剔除人源性基因后,能得到全面的阴道微生物信息,可从菌种水平上检测阴道内的病原微生物。优点是可以全面检测病原体,缺点是成本费用较高。因此,在此基础上可应用 16s rRNA 测序检测病原微生物。其原理是致病病原体微生物的 rRNA 在 V1-V4 通常具有高度保守性,只需检测保守区域的 rRNA 基因序列即可鉴定病原微生物,并进行聚类分析和比较,了解致病性微生物的相对表达量。

2. 代谢组学

基因组学的目的和作用是检测出阴道内的各种病原体,但病原体的活力、代谢能力,以及与宿主阴道黏膜之间的炎症免疫反应是其致病的最终原因。因此代谢组学被引入孕期阴道炎症的检测,可分为非靶向代谢组学和靶向代谢组学。非靶向代谢组学用质荷比作为鉴定化合物的依据,属于间接法。其优点是检测范围广,深度可达终末小分子代谢物;缺点是受其检测和鉴定方法限制,有一定误差。靶向代谢组学则可精确测定某一类代谢产物的浓度,如糖类、氨基酸类、短链脂肪酸类等;缺点是检测的范围和深度都有一

定限制。目前在多项研究中将非靶向代谢组学和靶向代谢组学联合使用,以得到更可信的检测结果。

五、孕期微生态失衡的治疗

既往对阴道微生态失调的治疗基于传统的培养法和镜检法,多使用针对病原体的抗生素。然而,越来越多的研究发现传统治疗方法有其局限性。难治性细菌性阴道病和非难治性细菌性阴道病在甲硝唑治疗后的一段时间内菌群结构完全不同,推测这是难治性细菌性阴道病的真正原因。目前在假丝酵母菌阴道炎中,使用传统抗真菌药物仍存在较高复发率的问题并没有得到解决。另外,在 12 个月内重复 4 个周期以上使用抗真菌药,易产生耐药真菌。

随着对阴道微生态的研究进展,基于阴道微生态的理念,目前的治疗方法已转向综合治疗策略,如抗生素、益生元和益生菌的联合应用,旨在调节阴道微生物群落结构,从而促进稳定、良性和有利于妊娠微生物群生长。维持抗炎细胞的浓度,修复黏膜上皮的局部环境及免疫能力,以促进局部环境的自身抗炎及调节,使阴道局部恢复有利于健康细菌生长的内环境。此外,在怀孕期间使用益生菌可以通过改变肠道微生物组成和功能以及改善胰岛素敏感性来改善母体的葡萄糖酸代谢。

六、护理措施

1. 一般护理

胎位异常、胎先露未衔接的孕妇应绝对卧床,抬高臀部,预防脐带脱垂。卧床期间满足孕妇的基本生活需求,同时指导适当床上活动,积极预防深静脉血栓、压疮等并发症的发生。治疗与护理时动作轻柔,避免刺激腹部及乳头,避免增加腹压的动作。

2. 预防感染

每日会阴擦洗 2 次,并指导孕妇勤换会阴垫,保持外阴清洁干燥,防止上行感染。破膜时间超过 12 h 遵医嘱使用抗生素预防感染。尽量减少不必要的肛查或阴道检查。

3. 病情观察

(1)监测生命体征变化:每 4 h 测量一次并详细记录,及时发现感染迹象。

（2）严密监测胎儿情况：每日听诊胎心音 6 次，胎动计数 3 次，如有异常进行持续胎心监护，并通知医生处理。定时观察羊水性状、颜色、气味，如发现子宫压痛等宫内感染征象，立即报告医生并做好终止妊娠准备。

（3）严密监测临产情况：重视孕妇主诉，严密监测孕妇有无宫缩出现，动态观察产程进展，做好接产准备和新生儿窒息复苏抢救准备。

4．协助治疗

遵医嘱给予抗生素、保胎药、缩宫素等药物，仔细询问药物过敏史，用药期间注意观察用药效果和反应。

5．饮食指导

指导孕妇均衡饮食，保证母胎营养需求。适当增加富含维生素、膳食纤维的食物，避免因卧床休息、活动量减少而造成便秘。鼓励饮水，饮水量每日2 000 ml 以上。

6．心理护理

多与孕妇和家属沟通交流，耐心倾听问题与疑虑，及时告知检查结果及治疗方案，减轻孕妇精神压力与心理负担，建立良好的护患关系。

七、健康宣教

1．向孕妇介绍胎膜早破的相关护理知识，并解答孕妇及家属的疑问。如孕妇临产，可介绍分娩的相关知识。

2．预防感染的相关知识，如家属或探视者不坐卧孕妇的床；确保孕妇了解保持会阴清洁对于预防感染的重要性，做到勤换内裤及卫生垫等

3．对于孕周不足月需要保胎的孕妇，确保其了解并注意饮食平衡，补充充足的维生素、钙、铜、锌等营养素，保证母胎营养需要的膳食搭配。孕妇应定期产前检查，发现异常，应配合医生治疗。

4．孕妇了解保胎药物的机制，配合治疗，并遵守医务人员的要求，不随意调节输液滴速。

5．孕妇知道如何正确自数胎动的方法，并通过自数胎动了解胎儿情况。

6．如为分娩后，产妇应掌握如何判断恶露是否异常，并知道何时需要就诊。

7．产妇应掌握母乳喂养的各种体位、新生儿正确含接姿势，能实施纯母乳喂养。

第四节　阴道微生态与产褥感染

　　产褥期是胎儿、胎盘娩出至产妇身体、生殖器官和心理方面调适复原的一段时间，一般为6～8周。产褥感染是指在分娩过程中或产褥期发生病原体感染，引起局部或全身性炎症反应，是产妇死亡的主要原因。产褥感染最主要的症状是发热、腹痛和异常恶露。根据炎症病变程度、病变部位及其范围、自身免疫力的不同，产褥感染可分为：急性阴道部位炎症、外阴部位炎症、宫颈部位炎症、剖宫产切口感染、急性子宫内膜炎、子宫肌炎、急性盆腔结缔组织炎、急性输卵管炎、急性盆腔腹膜炎、弥漫性腹膜炎、血栓性静脉炎、脓毒血症及败血症等。

一、阴道微生态与产褥感染的关系

　　健康妇女阴道内存在各种各样的需氧菌、厌氧菌，常见的有乳杆菌、棒状杆菌、肠球菌、表皮葡萄球菌、非溶血性链球菌、大肠埃希菌及消化球菌等，它们之间相互制约、相互作用和拮抗，维持阴道微生态的平衡。女性阴道微生物生态系统会不断地受到经周期、妊娠期、更年期、分泌物、激素、冲洗和性活动等外界影响，因此阴道生态系统是一个动态环境，微生物可以影响宿主生理，宿主生理也可以影响阴道微生物群的组成和功能。

　　阴道内的绝大多数细菌不仅对宿主无害，而且阴道微生物群作为一个整体在维持健康方面也起着至关重要的作用。随着女性妊娠期的开始和进行，雌激素和孕酮改善了乳酸杆菌的环境条件。雌激素支持阴道上皮细胞的增殖和上皮内糖原的形成，而孕酮支持上皮细胞的细胞溶解，释放糖原。乳酸杆菌和其他细菌能够将这种糖原代谢为葡萄糖和麦芽糖，进而转化为乳酸。正常育龄妇女阴道pH为3.8～4.4，乳杆菌属产生的乳酸以及过氧化氢不仅可以抑制内源性病菌的增殖，同时还可以杀灭外侵的微生物。

　　妊娠期间阴道微生物群比非妊娠状态下更稳定，表现为以乳酸杆菌为主，菌群丰富度和多样性低于非妊娠妇女。但大多数妇女在产后阴道微生物组分出现紊乱，这种紊乱与分娩时的胎龄无关，持续时间长达1年，特征是乳酸杆菌种类减少，单个样本内(α多样性)更高，多种厌氧菌(如消化道杆菌、普雷沃菌和厌氧球菌)增多，该特征与妊娠期间的群落结构无关。产褥期生殖道感染最常发生在胎盘着床处，阴道分娩后的裂伤、会阴切开处，或剖宫产后的腹部伤口。产妇对入侵的病原体的反应，取决于病原体的种类、数量、毒力以及机体自身的免疫力。抵抗力下降或病原体有机会定植，产妇易受生殖道或其他部位寄生的病原体感染。病原体可能是内源性的（通常存在于生殖道、肠道或皮肤）或外源性的（由现有被污染的衣物、用具、各种手术器械、敷料等物品接触后引起）。在维持阴道生态平衡中，乳杆菌、雌激素及阴道 pH 起重要作用。产褥期由于体内生理激素水平的急剧变化，一方面阴道乳杆菌和常见多种致病菌如加德纳菌、肠球菌、表皮葡萄球菌、大肠埃希菌、类杆菌、人型支原体及假丝酵母菌等的分离率增加，有利于厌氧菌的生长；另一方面阴道黏膜充血、水肿和通透性增强，使宫颈管腺体分泌增加，利于细菌繁殖，引起阴道菌群紊乱。当乳酸杆菌不占优势时，容易发生感染。引起产褥感染的病原体主要有需氧链球菌、大肠埃希菌、厌氧菌等（表 2 - 4 - 1），内源性需氧菌和厌氧菌混合感染的发生有逐渐升高的趋势。

表 2 - 4 - 1　产褥期生殖道感染常见细菌

需氧菌 (Aerobes)	革兰阳性 (Gram-positive)	A、B、D 群链球菌（A, B, D Streptococci） 肠球菌（Enterococcus） 金黄色葡萄球菌（Staphylococcus aureus） 表皮葡萄球菌（Staphylococcus epidermis）
	革兰阴性 (Gram-negative)	大肠埃希菌（Escherichia coli） 肺炎克雷伯菌（Klebsiella pneumoniae） 肠杆菌（Enterobacter） 变形杆菌（Proteus species） 铜绿假单胞菌（Pseudomonas aeruginosa） 流感嗜血杆菌（Haemophilus in fluenzae）
	革兰可变 (Gram-variable)	阴道加德纳菌（Gardnerella vaginalis）
厌氧菌 (Anaerobes)		消化链球菌（Peptostreptococcus） 消化球菌（Peptococcaceae） 类杆菌（Bacteroides - fragills group） 梭菌（Clostridium） 梭杆菌（Fusobacterium）
其他 (Others)		支原体（Mycoplasma） 衣原体（Chlamydia species） 淋病奈瑟球菌（Neisseria gonorrhoeae）

（1）需氧性链球菌：是导致外源性感染的主要致病菌。B族链球菌产生外毒素与溶组织酶，其致病力、毒力、播散能力较强，与产后子宫内膜炎关系密切。A组链球菌引起的败血症，通常在最初的 48 h 内发病，发展迅速，不太常见，却是最致命的。

（2）大肠杆菌属：包括大肠杆菌及其相关的革兰阴性杆菌、变形杆菌等，为外源性感染的主要致病菌之一，也是菌血症和感染性休克最常见的病原体。在阴道、尿道、会阴周围均有寄生，平常不致病，产褥期机体抵抗力低下时可迅速增殖而发病，引起阴道部位炎症、子宫内膜炎等。

（3）葡萄球菌属：主要为金黄色葡萄球菌和表皮葡萄球菌，金黄色葡萄球菌多为外源性感染，容易引起严重的产后伤口化脓性感染；表皮葡萄球菌存在于阴道菌丛内，所致的感染较轻。

（4）厌氧性链球菌：存在于正常阴道中，当机体抵抗力下降或产道损伤时可迅速大量繁殖，与大肠杆菌混合感染，表现为产褥期分泌物异常恶臭。

（5）厌氧类杆菌属：包括脆弱类杆菌、产色素类杆菌等，可加快血液凝固，易导致产褥期血栓性静脉炎。

（6）非结核性分枝杆菌：致病力极强、传染性强，可导致会阴切口、剖宫产术腹部切口长期不愈，通过接触传染使新生儿感染，但较为少见。

（7）性传播疾病病原体：如淋病双球菌、支原体、衣原体等病原体引起的产褥感染有逐年上升的趋势。

二、阴道微生态失衡导致产褥感染的机制

1. 产褥期微生态的失衡的原因

（1）分娩相关的原因：胎膜破裂导致阴道内病原体上行感染，是病原体进入宫腔并进一步入侵输卵管、盆腔、腹腔导致感染的主要原因；产程中宫内仪器将阴道及宫颈的病原体直接带入宫腔而感染；各种产科手术操作（产钳助产、胎头吸引术、臀牵引等）、产道损伤、产前产后出血、宫腔填塞纱布、产道异物、胎盘残留等等，均为产褥感染的诱因。

（2）产褥期不良处理：产后产妇卧具不洁，床单、被褥不及时更换，用不洁液体擦洗阴部，产后过早性交等，均有利于病原体的入侵与繁殖，导致产褥感染。

（3）产褥期激素水平改变：妊娠期阴道微生态表现为低多样性，以乳酸杆菌属的优势为特征，可能与雌激素水平的增加有关。激素水平与乳酸菌增殖

之间的正相关关系归因于雌激素对阴道上皮细胞成熟的影响。雌激素能促进阴道上皮基底层和旁基底细胞增生,逐渐分化为中层细胞及表层细胞。雌激素与阴道上皮雌激素受体结合,启动上皮细胞一系列的生理活动,导致糖原的积累,糖原是乳酸菌产生乳酸时使用的代谢物。分娩后激素水平发生剧烈变化,产后第 42 天妇女孕酮和雌二醇均处于类绝经期水平,大部分患者有阴道干涩、分泌物少等症状,呈类萎缩性阴道炎改变,乳杆菌的减少或缺失为致病菌的生长创造了条件,因此增加了产褥感染率。

2. 阴道微生态失衡导致产褥感染的机制

(1) 基因多态性与阴道免疫:阴道微生物群不仅受种族背景的影响,还受基因多态性的影响。个体产生低水平或高水平抗微生物或促微生物因子的能力影响阴道微生物群的组成。白细胞介素-1 受体拮抗剂基因或 Toll 样受体 4 的多态性影响了阴道细菌的数量和个体对妊娠并发症的易感性。这种多态性在不同种族群体的表现不同,可能与不同群体的不同生态系统有关。阴道天然免疫系统由可溶性因子如甘露糖结合凝集素、防御素、分泌性白细胞蛋白酶抑制剂、一氧化氮和膜相关因子、Toll 样受体和吞噬细胞组成。不同的 Toll 样受体识别革兰阳性菌表面的脂蛋白和肽聚糖、革兰阴性菌的脂多糖、鞭毛蛋白等。阴道细胞释放具有非特异性抗菌活性的防御素。雌激素刺激和孕酮抑制特殊防御素的产生。产妇的细菌性阴道疾病与阴道防御素 3 的低浓度有关。

(2) 阴道微生物群对宿主防御的影响:阴道含有许多免疫相关细胞和受体,如 Toll 样受体、Dectin-1 受体(有助于识别白念珠菌真菌病原体)和核苷酸结合寡聚结构域(NOD)受体(存在于阴道鳞状上皮细胞和女性上生殖道柱状细胞中),它们通过模式识别的方式对阴道内共生和致病性微生物监测,有助于感知微生物环境。微生物刺激模式识别受体引起细胞因子/趋化因子信号级联,例如白细胞介素 IL-1β、IL-6、IL-8 和肿瘤坏死因子的分泌,以招募或激活特定细胞,如 NK 细胞、巨噬细胞、CD4$^+$ 辅助性 T 细胞和 CD8$^+$ 细胞毒性 T 细胞和 B 细胞。影响阴道防御的其他因素包括甘露糖结合凝集素、阴道抗菌肽和免疫球蛋白 A 和 G(IgA、IgG)。甘露糖结合凝集素与存在于微生物细胞表面的甘露糖、N-乙酰葡萄糖胺和岩藻糖碳水化合物部分结合,这种相互作用导致细胞裂解或免疫系统的靶向性攻击。IgA 和 IgG 有助于防止阴道上皮细胞的黏附和吸收,并有助于从阴道中和清除感染微生物。阴道抗菌肽通过趋化作用招募免疫细胞或具有抗内毒素活性。防御素(defensins)是一类阳离子和双亲性阴道抗菌肽,对常见的阴道细菌、病原体和病毒[包括 HIV、单纯疱疹病毒(HSV)和人乳头瘤病毒(HPV)]具有多种作用机制。在阴道上皮的器官模型中,人 β-防御素(HBD)-2 的表达与乳酸杆菌、阴道阿托波氏菌和丁酸梭菌的定植有关。防御素与病毒特异性蛋白质结合,以防止病毒附着于细胞表面,例如,与逆转录细胞素-1、逆转录细胞素-2、人中性粒细胞肽(HNP)-1、HNP-2、HNP-3 结合。除防御素外,在女性阴道中还发现了其他抗菌肽,包括分泌性白细胞蛋白酶抑制剂(SLPI)、人类附睾蛋白 4(HE4)、抗菌肽 LL-37、表面活性蛋白(SP)-A 和 SP-D。SLPI 的表达与细菌性阴道病病原体有关;HE4 与阴道内阴道嗜血杆菌有关;抗菌肽 LL-37 与灭活性传播病原体淋病奈瑟球菌有关,对乳酸杆菌作用不明显。总之,阴道微生物、基因和免疫调节作用紧密地相互作用以控制阴道环境的稳态。

(3)乳酸与宿主防御:若有足够的乳酸使阴道酸化至 pH<4,乳酸可以直接抑制沙眼衣原体、HSV-2 和 HIV 等感染,有助于维持健康的产褥期宿主生理功能。在 pH<4.5 的条件下,乳酸可以灭活产褥期细菌阴道疾病相关的微生物。乳酸杆菌在阴道微生物群中占主导地位时,它们将阴道酸化至平均 pH 为 3.5±0.2 的强酸环境,有助于预防广泛的产褥感染。乳酸影响宿主免疫功能的机制包括:通过直接抑制促炎症反应 IL-6、IL-8 和 IL-1RA,诱导乳酸的产生;通过 IL-23 诱导 Th17 淋巴细胞途径,剂量依赖脂多糖协同刺激,并通过释放转化生长因子-β,有助于从阴道上皮细胞中释放介质并刺激抗病毒反应。由于分娩时手术、羊水、激素变化、产后血性恶露持续时间长,导致产褥期乳杆菌减少甚至缺乏,其优势菌地位被表面葡萄球菌、草绿色链球菌、肺炎克雷伯菌、杂菌等取代,导致阴道清洁度、酸碱度异常,细菌阴道疾病检出率异常增高。

三、阴道微生态的临床评价体系在产褥感染诊断中的应用

产后出现持续性发热、局部红肿、压痛、恶露异常者,应考虑产褥感染的存在。详细询问病史,认真进行全身及局部体检,注意有无引起感染的诱因,排除可致产褥期发热的其他因素或切口感染,应与上呼吸道感染、急性肾盂肾炎、急性乳腺炎等感染相鉴别。进行血尿常规化验,检测血清急性期反应物质中的 C-反应蛋白,有助于早期诊断产褥感染。取宫腔分泌物,进行阴道微生态评价,确定病原体。

阴道微生态的临床评价体系主要包括形态学检测及功能学检测。形态

学检测包括菌群密集度、多样性、优势菌、机体炎性反应、病原微生物、各项疾病评分等形态学指标；功能学检测包括测定阴道微生物的代谢产物及酶的活性，两者互为补充，综合评价阴道微生态的情况。正常阴道微生态定义为：阴道菌群的密集度为Ⅱ-Ⅲ级、多样性为Ⅱ-Ⅲ级、优势菌为乳杆菌，阴道 pH3.8～4.5，乳杆菌功能正常（过氧化氢分泌正常）、白细胞酯酶等阴性。当阴道菌群的密集度、多样性、优势菌、阴道分泌物白细胞计数等炎性反应指标、pH 和乳杆菌功能任何一项出现异常，即可诊断为微生态失调状态。

1. 形态学检测

（1）取产褥期阴道分泌物涂片，干燥、固定后，行革兰染色，油镜下检查阴道菌群。

（2）阴道菌群密集度分级标准：Ⅰ级（＋）：油镜观察每个视野的平均细菌数为 1～9 个；Ⅱ级（＋＋）：油镜观察每个视野的平均细菌数为 10～99 个；Ⅲ级（＋＋＋）：油镜下每个视野的平均细菌数为 100 个及以上；光镜下观察，细菌满视野；Ⅳ级（＋＋＋＋）：油镜下观察，细菌聚集成团或密集覆盖黏膜上皮细胞。产褥感染的阴道菌群密集度为Ⅳ级。

（3）阴道菌群多样性分级标准：Ⅰ级（＋）：能辨别 1～3 种细菌；Ⅱ级（＋＋）：能辨别 4～6 种细菌；Ⅲ级（＋＋＋）：能辨别 7～9 种细菌；Ⅳ级（＋＋＋＋）：能辨别 10 种及以上细菌。

（4）优势菌，包括以乳杆菌、链球菌、加德纳菌、普雷沃菌、动弯杆菌等。产褥感染优势菌群为表面葡萄球菌、草绿色链球菌、肺炎克雷伯菌等。

（5）菌群抑制及菌群增殖过度：① 菌群抑制：标本中细菌明显减少，表现为无优势菌，密集度为≤Ⅰ级，多样性为≤Ⅰ级。② 菌群增殖过度：以形态类似乳杆菌的革兰阳性杆菌为优势菌，密集度和多样性均为Ⅲ-Ⅳ级，常见于细胞溶解性阴道病。

（6）病原微生物检测：显微镜镜检产后阴道分泌物中是否存在滴虫或真菌假菌丝、芽生孢子、孢子等。

（7）Nugent 评分：0～3 分，为正常；4～6 分，诊断中间型细菌性阴道病；≥7 分，被认为患有细菌性阴道病。

（8）需氧菌性阴道炎及 Donders 评分：常见的病原菌包括 B 族链球菌、葡萄球菌、大肠杆菌及肠球菌等需氧菌。目前尚无规范化、公认的需氧菌性阴道炎诊断标准。其诊断主要根据临床特征及 Donders 评分，通常阴道分泌物显微镜下 Donders 评分≥3 分。

（9）阴道分泌物的白细胞计数：阴道分泌物白细胞计数在滴虫阴道炎、需氧菌性阴道炎、子宫颈炎及盆腔炎时常常升高，一般认为阴道分泌物白细胞计数＞10 个/HP 时提示可能存在上述炎症，需要仔细鉴别其原因。产褥感染的表现为阴道分泌物的白细胞计数显著增加。

2. 功能学检测

（1）pH：干棉签测试阴道分泌物的 pH，产褥感染患者的 pH 通常＞5.4。

（2）生物化学指标

① 乳杆菌功能标志物：乳杆菌代谢产物过氧化氢的浓度与产过氧化氢的乳杆菌属的数量呈正相关，可根据过氧化氢浓度判定乳杆菌功能是否正常。产褥感染患者的乳酸杆菌数量减少，表现为乳酸代谢物常减少或消失。

② 其他微生物的代谢产物及酶的活性：唾液酸苷酶、脯氨酸氨基肽酶用于判定产后阴道是否存在细菌性阴道病；乙酰氨基葡萄糖苷酶用于判定阴道是否存在滴虫性阴道炎、念珠菌性阴道炎；氧化酶用于判定阴道是否存在非特异性阴道炎。产褥感染患者的微生物的代谢产物及酶的活性，表现为部分减少或消失。

③ 白细胞酯酶：作为机体炎症反应标志物，白细胞酯酶与被破坏的白细胞数量成正比，能间接反映致病性微生物的增殖水平。大多产褥感染患者的白细胞酯酶表现为阳性，提示存在炎症反应。

④ 其他方法：包括转录组学、代谢组学和使用无菌动物模型。

（3）病原体的其他检测：分析细菌群落的方法包括培养方法（仅限于易培养的物种）、免疫方法和核酸检测方法。近年来，下一代测序技术（包括 16s rRNA 基因调查和亚基因组学）以其速度快、准确率高、成本低、可以提供样本中不同微生物相对丰度的信息，以及单个样本内（α 多样性）和不同样本间（β 多样性）的微生物多样性计算等优点，在感染性疾病中发挥了越来越重要的作用。

① 产褥感染急性期取：分泌物做病原体的分离、培养、鉴定和药物敏感试验对产褥感染诊断与治疗非常重要，注意厌氧菌培养时应在厌氧培养基中培养。

② 病原体的抗原检测：可采用相应免疫试剂盒进行产褥感染病原体的快速检测。

③ 病原体的核酸检测：核酸快速检测技术的应用在细菌性感染性疾病的快速诊断和分型、感染程度的预测、临床用药指导和疗效观察等方面发挥了突出优势。包括荧光原位杂交（FISH）、基于聚合酶链反应的变性梯度凝胶电泳（PCR-DGGE）、实时荧光定量 PCR 技术、基因芯片技术、下一代测序技术

和宏基因组研究等技术。其中 16s rRNA 测序可以从菌株的水平鉴定微生物,能检测出新的菌株,目前的生物信息学分析也可以基于宏基因组学对微生物群落的基因构成和代谢途径进行预测分析,可拓展我们对于环境微生物的微生态认知。

四、产褥感染微生态失衡的治疗

产后阴道微生态的失衡时应积极处理,急性产褥感染治疗不及时,病情加剧可致患者发生败血症、脓毒血症、中毒性休克、多脏器功能衰竭等危及产妇生命。若治疗不彻底,产后阴道微生态的失衡可以转变成慢性炎症,如器官粘连、输卵管堵塞等。产褥感染的传统治疗主要有一般治疗、局部病灶处理、手术和抗感染治疗。其中抗感染治疗针对生殖道不同病原微生物感染选择抗生素,对产褥期各种病原菌培养如发现生殖道感染病原微生物种类繁多,治疗中可能需要联合多种抗生素,从而进一步加剧生殖道菌群紊乱。近年来发现,通过微生态制剂纠正阴道菌群失调,维持微生态平衡,能有效地防治妊娠期和产褥期阴道感染疾病。

(1)一般治疗:半卧位休息,利于恶露的引流和炎症的局限。低热者以物理降温为主,高热者酌情给予 50～100 mg 双氯芬酸钠栓塞肛门退热,不建议使用安替比林退热,以免体温不升。提高机体免疫力,进食高蛋白、易消化的食物,多饮水,重症患者应少量多次输新鲜血或血浆、白蛋白。

(2)手术治疗:有宫腔残留者应清除宫腔内残留物,有脓肿者切开引流并取分泌物培养及药物敏感试验,胎盘残留者在积极控制炎症后清宫。对于积极抗感染后治疗无效,病情继续恶化者,若出现败血症、脓毒血症者,应果断及时行子宫全切术或子宫次全切除术,以清除感染源,切不可为保留子宫而贻误治疗时机。

(3)抗感染治疗:根据患者的症状的轻重、病变的范围、细菌的种类以及细菌对药物的敏感程度等,合理地选用抗感染药物。产褥感染多为混合性感染,因而应采取联合用药。首选广谱高效抗生素,如青霉素、氨苄青霉素、头孢类或喹诺酮类抗生素等,必要时进行细菌培养及药物敏感试验,应用相应的有效抗生素。同时应注意需氧菌、厌氧菌以及耐药菌株的问题,可采用甲硝唑、克林霉素抗厌氧菌治疗。

(4)微生态制剂治疗:抗生素治疗产褥感染通常有并发症,且复发率高。因此,在产褥感染的治疗中寻找有效和安全的治疗方法是非常重要的。微生态疗法的优点有：无明显副作用，临床治愈率高，复发率低，安全性好。调整微生态的方法包括补充乳杆菌、益生元、有益的中成药等。产褥期阴道感染的主要原因是微生态失衡，产褥感染的完整治疗周期可以通过联合使用抗菌药物和微生态制剂，恢复微生态平衡。

五、护理措施

1. 做好病情观察和记录。严密监测生命体征变化，每 4 h 测量一次；观察产妇恶露量、颜色和气味，会阴伤口愈合及子宫复旧情况；观察产妇是否有寒战、发热、恶心呕吐、全身乏力等症状。

2. 正确执行医嘱。遵医嘱给予抗生素等药物，并注意观察用药效果和反应；对高热患者及时采取有效的物理降温措施并注意保持水、电解质平衡；协助医生做好脓肿切开引流、伤口二次缝合等术前准备及护理；出现感染性休克等，应配合医生积极抢救。

3. 保持病房内安静、清洁，保证产妇获得充足的休息和睡眠。指导和帮助产妇取半卧位，促进恶露排出，防止感染扩散。

4. 加强营养，给予高蛋白、高热量、高维生素、易消化饮食。鼓励产妇多饮水，保证足够的液体摄入。

5. 做好心理护理，主动进行心理疏导及沟通解释工作，从心理上减轻产妇的痛苦，消除其紧张不安的情绪，积极配合治疗和护理。

六、健康宣教

1. 指导产妇如何科学度过产褥期，每日清洁身体，保持个人卫生，勤换卫生垫和内裤，保持会阴部清洁。

2. 指导产妇正确分辨恶露异常情况，如恶露的量、颜色、气味异常时能及时就诊。

3. 加强饮食指导，做到营养均衡，进食高蛋白、高热量、富含维生素、清淡易消化的饮食。

4. 指导产妇母乳喂养的知识和技巧，同时教会产妇及家属掌握新生儿护理的相关知识，指导如何为新生儿沐浴、脐带脱落前的护理、臀部护理。

5. 讲解产后避孕方法，方便产妇采取适合自己的有效避孕方法。

6. 帮助产妇了解阴道微生态相关知识，使产妇知道积极治疗外阴炎、阴道炎、盆腔炎、宫颈炎的重要性，并积极就医治疗。

第五节　阴道微生态与胎儿宫内感染

胎儿宫内感染是指在母体妊娠期间各种致病因素通过受染的母体传播给胎儿,使胎儿在宫内即已获得感染,是严重的妊娠并发症。宫内感染可导致一系列不良后果:孕早期出现感染可造成流产,孕中期发生感染可造成胎儿畸形、死胎,孕晚期感染可导致胎儿生长受限、早产、新生儿肺炎、败血症或脑膜炎,严重危害新生儿的健康。据报道,国外围生期宫内感染发生率为4.0%～10.5%,国内为0.67%～5.00%。常见致病菌有细菌、真菌、病毒、支原体、衣原体、螺旋体及原虫等,并以细菌和支原体感染最为常见。上行感染是胎儿宫内感染的常见感染途径。

一、阴道微生态与胎儿宫内感染的关系

阴道内正常菌群与宿主、环境保持着协调的、动态的平衡,即阴道微生态平衡,可发挥以下作用:① 生物屏障作用:有层次、有序地定植在阴道黏膜上皮的正常菌群,犹如一层生物膜,不仅对宿主起占位性保护作用,而且直接影响定植力,使其他致病菌不易黏附于阴道黏膜上皮。② 维持酸性环境:如前所述,乳酸杆菌使脱落上皮中的糖原分解成乳酸,使阴道环境维持弱酸性,有利于抑制许多微生物生长,而维持阴道自净作用。③ 免疫作用:和其他部位正常菌群一样,对宿主的体液免疫和细胞免疫的形成有一定的影响,有利于抵御致病菌的入侵。阴道菌群中,有益菌数量减少、机会致病菌和/或病原微生物数量增多,称为阴道微生态失调。早产分娩中30%～50%合并宫内感染,导致宫内感染的最主要原因为阴道感染导致的上行感染。宫内感染与阴道菌群异常导致的细菌性阴道病、需氧菌性阴道炎、解脲支原体和人型支原体感染密切相关。

1. 细菌性阴道病与胎儿宫内感染

阴道微生态失衡常常导致阴道炎症,尤以细菌性阴道病最为常见。细菌性阴道病是性活跃期女性最常见的阴道感染。细菌性阴道病是引起上行性宫内感染的主要原因。一项来自韩国的研究显示,106名自发性早产的产妇中15例(14.2%)患有细菌性阴道病,其中3例发生胎盘感染,分娩的新生儿

中 2 例发生败血症。有学者测定了 408 例羊膜腔感染的羊水,发现细菌性阴道病的病原体(阴道加德纳菌、厌氧菌)和人型支原体与羊水培养相似的病原体高度相关,细菌性阴道病患者比非细菌性阴道病患者容易发生羊膜腔感染。一项涉及 11 989 例的大型研究显示孕妇中期妊娠患细菌性阴道病与产时羊膜腔感染有较高相关性。最新的一项研究显示,大多数羊膜感染女性羊水中培养细菌为典型的阴道共生菌,这些阴道的细菌在羊膜穿刺术时被检测到。羊膜的分子微生物研究发现有羊膜内感染妇女的羊水的细菌分布很大程度上和阴道菌群一致。这些发现表明来自下生殖道的上行感染是首要的宫内感染的途径。

2. 需氧菌性阴道炎与胎儿宫内感染

一项来自比利时的研究显示,阴道菌群正常妇女在孕 35 周前发生早产的风险比阴道菌群异常的妇女低 75%。妇女阴道乳杆菌减少与早产、超早产和流产发生风险增加密切相关。患细菌性阴道病妇女早产、超早产和流产的风险分别增加 2.4 倍、5.3 倍和 6.6 倍;由球菌引起的需氧菌性阴道炎妇女超早产和流产的风险分别增加 3.2 倍和 5.2 倍。当人型支原体感染时,妊娠 24^{+6} 周以后更容易发生早产,超早产的风险增加 13.3 倍。一项来自韩国的研究显示,106 名自发性早产的产妇中约 75.4% 伴有阴道菌群异常,其中 12 例 (11.3%)为需氧菌定植,其中 2 例发生胎盘感染,分娩的新生儿中 4 例发生败血症。

3. 支原体感染与胎儿宫内感染

解脲支原体在孕妇的下生殖道寄居率高达 40%～80%,并可通过下生殖道感染胎盘及脐带导致胎儿宫内感染。60%解脲支原体感染的胎盘组织中有绒毛膜羊膜炎病理改变,并可引起胎儿宫内发育迟缓、早产、胎膜早破、低体重儿等不良妊娠结局。生殖道支原体感染往往与其他多种微生物感染同时存在,支原体定植主要局限在黏膜表面。黏附分子的存在是支原体定植的关键。这些黏附分子具有高度的免疫原性可附着多种细胞类型,包括红细胞、中性粒细胞、精子,以及尿道和上皮细胞,促进与致病性相关的炎症反应。

二、阴道微生态失衡致宫内感染的机制研究

1. 阴道微生态失衡致病原体入侵的机制

根据生理学和微生物学的研究,微生物通常通过从阴道和子宫底部向上

移行到达羊膜腔和胎儿。例如解脲脲原体、梭菌属和人型支原体等微生物频繁地从早产妇女的完整羊膜腔中分离出来。与细菌性阴道病相关的其他生物,如无乳链球菌、阴道加德纳菌和拟杆菌等也被发现。对宫内和羊膜内感染的生物学标志物,如肿瘤坏死因子 α(TNF-α)和白细胞介素-6(IL-6)的研究与组织学和微生物学观察一致:在检测阳性后,平均需要 7 周或 8 周才会发生早产、败血症或胎儿/新生儿死亡。这些证据表明亚急性炎症过程与自然流产和早产有关。因此,现有证据支持宫内感染显著增加自发性早产和胎儿及新生儿感染,并且满足生物学可信性、时间关系、一致性和关联强度、梯度剂量反应和特异性的要求。

关于宿主和微生物在生殖道的相互作用,普遍的共识是:全身免疫并不起主导作用,而是局部反应的免疫调节机制起主导作用。阴道在一定程度上不同于人体其他部位黏膜表面,因为这个部位必须与异种妊娠分子(胎儿)发生免疫耐受。Simhan 等人建立了一种模型来解释炎症反应与宫颈阴道生态系统改变和临床表现之间的关系。在该模型中,个性化免疫应答模式的存在导致了不同类型的进化,即当孕妇处于低应答状态时,免疫应答无法控制细菌感染,易发生宫内感染;当孕妇处于高应答状态时,如果反应过度,就会发生过度的炎症反应,出现阴道炎的症状,这可能会导致早产。IL-10 的免疫调节作用已经被充分认识,并有学者提倡不仅检测促炎性细胞因子水平,还应检测抗炎性细胞因子水平和相关基因多态性,以区分高反应性和低反应性。

(1)低反应性:通常认为细菌性阴道病妇女阴道黏膜的固有免疫反应导致中性粒细胞的增殖,然而事实并非如此。上皮细胞产生细胞因子 IL-1β,但由 IL-1β 诱导的 IL-8 的产生反过来诱导中性粒细胞的产生,这种作用被细菌性阴道病细菌产生的水解酶和蛋白水解酶(唾液酶和脯氨酰氨基酸酶)所抑制。阴道分泌物中这些酶的存在,伴随着 pH 升高(促进这些酶的活性),会使早产风险增加 10 倍以上。此外,有研究显示,宫颈分泌物中 IL-1β、IL-6 和 IL-8 细胞因子水平较低的孕妇在妊娠第 8 周至第 20 周更易发生临床绒膜炎。关于免疫特异性应答,有研究发现部分患有细菌性阴道病的女性对细菌性阴道病药物没有特异性应答。这种低应答的原因之一是细菌性阴道病细菌产生的唾液酶对免疫球蛋白 A 和免疫球蛋白 M 的普遍降解,唾液酶的高水平似乎与细菌性阴道病对抗生素治疗的耐药性或早期再感染有关。

(2)高反应性:一些研究分析了高反应在自发性早产发生中的作用。他们观察到细胞因子的增加,通常与宫颈-阴道区域黏膜的炎症过程有关,与非典型细菌侵袭生殖道有关,并与早产有关。这些细胞因子的增加也被认为与严重的新生儿损害有关,包括:肺炎、败血症、坏死性小肠结肠炎、脑室周围白质软化、脑室周围出血、脑瘫和支气管肺发育不良。有研究显示:高浓度的 IL-1β 与早产有关;低比率的 IL-1RA(IL-1β 的天然拮抗剂)/ IL-1β,即高浓度的"游离"IL-1β 与早产有更高的相关性;IL 比值(IL-1RA/IL-1b)在预测早产方面具有较高的敏感性(78%)。这些发现还得到了有关炎症反应基因的研究的补充,炎症反应与早产前的阴道感染进展有关。一项研究发现,TNF 基因的罕见等位基因(调节炎症过程向高反应性)与早产高度相关,且该等位基因与有症状的细菌性阴道病具有较强的相乘交互作用($OR=6$,$P=0.007$)。此外,有研究发现 TNF 基因多态性与绒毛膜炎相关,IL-6 启动子多态性与自发早产相关;黑人孕妇缺乏与 IL-6 相关的保护性等位基因。一项类似但更全面针对澳大利亚女性的研究具有相似的结论。

2. 绒毛膜羊膜炎

Steel 等通过荧光原位杂交技术和免疫组织化学法证实,引起绒毛膜羊膜炎的炎症细胞(即中性粒细胞)源于母体,而非胎儿组织。病原微生物侵入羊膜腔后,机体会启动一系列的炎症反应,产生大量炎症因子和趋化因子,中性粒细胞在众多趋化因子的趋化作用下,从蜕膜血管逐渐迁移至绒毛膜,同时绒毛间隙的中性粒细胞也逐渐迁移至绒毛板,进而再迁移至羊膜及羊膜腔,发生坏死性绒毛膜羊膜炎。另外,一系列的炎症反应又促进了前列腺素大量合成,使宫颈软化、子宫收缩;同时肿瘤坏死因子-α、IL-1α、IL-1β 等细胞因子的异常分泌,使基质金属蛋白酶活性增加,一氧化氮和促肾上腺皮质激素释放激素合成增多,导致胎膜成熟障碍,胎膜张力及稳定性差,各组织细胞凋亡,最终诱发胎膜早破及早产。

3. 脐带炎

病原微生物侵入羊膜腔所引起的炎症反应也可侵及脐带,称为脐带炎。其炎症反应发生机制与绒毛膜羊膜炎相似,脐血管中的中性粒细胞在趋化因子作用下,逐渐聚集并迁移至脐血管外,导致脐带炎。在炎症反应初始阶段,脐带呈多焦点式病灶,各病灶逐渐扩散并融合,最终侵及整个脐带。研究显示,脐带炎的炎症反应常首先侵犯脐静脉,再逐渐侵及脐动脉,当脐动脉被侵犯时,脐带炎则较严重。Kim 等通过 PCR 技术定量检测脐动、静脉 RNA 发现,中性粒细胞趋化因子 IL-8 mRNA 在脐静脉中的表达量高于脐动脉。此外,炎症反应侵及脐动脉与仅侵及脐静脉相比,脐带血浆 IL-6 的浓度明显增高,新生儿并发症明显增多,且胎儿血浆 IL-6 浓度与脐带炎的严重程度呈正相关。

4. 胎儿炎症反应综合征

胎儿炎症反应综合征(fetal inflammatory response syndrome,FIRS)指由于胎儿免疫系统被激活,释放出大量炎性因子所导致的亚临床状态,也是在胎儿期全身炎症反应综合征的特殊形式。宫内感染是 FIRS 的最常见病因,当胎盘组织炎症反应持续进展或炎症反应强度增加时,可导致严重的绒毛膜羊膜炎和 FIRS。此外,羊水中的病原微生物也可通过胎儿皮肤、呼吸道、消化道、外耳道及结膜等途径感染胎儿,导致 FIRS。

Kunze 等研究发现,羊水 IL-6 和 TNF-α 是 FIRS 良好的预测者。Lu 等检测脐带血发现,母亲绒毛膜羊膜炎且发生 FIRS 的新生儿 IL-6、IL-8、TNF-α 及粒细胞集落刺激因子浓度明显高于母亲绒毛膜羊膜炎未发生 FIRS 的新生儿。张强等则以新生儿脐带血 IL-6>11 pg/ml 为 FIRS 的诊断标准之一,并发现 FIRS 是早产儿脑损伤的高危因素。当宫内感染发生时,病原微生物被相应受体(如 Toll 样受体)识别,激活天然免疫系统,并诱导一系列炎症级联反应发生,产生大量炎症细胞因子(如 IL-6、IL-8、TNF-α 等),侵犯胎儿心、脑、肺、肾、血液、皮肤及肠道等组织器官,破坏胎儿免疫活性细胞,损伤正常组织细胞,毛细血管发生炎症反应并栓塞,甚至引起细胞染色体结构改变,最终诱发早产及新生儿窒息、败血症、脑损伤、肺发育不良、心肌损伤、坏死性小肠结肠炎、胎儿宫内生长受限、胎儿畸形等多种新生儿疾病的发生。

三、宫内感染的诊断

(一)临床表现

1. 孕妇的临床表现

主要表现为发热(体温≥37.8 ℃),脉搏增快(≥100 次/min),胎心率增快(≥160 次/min),宫底压痛,阴道分泌物有异味,外周静脉血白细胞计数升高(WBC≥15×10⁹/L 或核左移)。当孕妇发热并伴有以上其他两项或两项以上表现时,即可诊断为临床绒毛膜羊膜炎。

2. 胎儿或新生儿的临床表现

胎儿早期感染可导致流产、胎死宫内及先天畸形;晚期感染常为亚临床感染,难以被发觉,但易发生早产,在其娩出后常并发多种新生儿疾病,如新生儿肺炎、呼吸窘迫综合征、新生儿脑病、胎粪吸入综合征、坏死性小肠结肠炎等。新生儿临床表现不典型,故临床表现常只起辅助诊断作用。

(二) 实验室检查

1. 胎盘病理检查

胎盘病理检查提示绒毛膜羊膜炎和(或)脐带炎是诊断宫内感染的金标准。绒毛膜羊膜炎的胎盘病理分为三期:Ⅰ期,中性粒细胞少量浸润,局限于绒毛板下纤维蛋白沉积物内或蜕膜层;Ⅱ期,中性粒细胞浸润增加,逐渐浸润绒毛板、绒毛组织内,但还未进入羊膜;Ⅲ期,中性粒细胞广泛浸润蜕膜、绒毛膜、羊膜,发生坏死性绒毛膜羊膜炎。脐带炎的病理也分为三期:Ⅰ期,少量中性粒细胞浸润绒毛板血管或脐静脉;Ⅱ期,中性粒细胞浸润脐动脉和(或)脐静脉;Ⅲ期,中性粒细胞、细胞碎片和(或)钙化灶以脐血管为中心呈同心圆状排列,发生坏死性脐带炎。

2. 羊水或绒毛膜羊膜病原体培养

羊水培养也是诊断宫内感染的可靠依据,但羊水标本需经羊膜腔穿刺术采集才能避免污染。绒毛膜羊膜培养出致病菌也有一定的诊断价值,但其阳性率较低,且胎盘娩出经过产道时可能被阴道菌群污染而出现假阳性。

3. 炎症标志物的检测

羊水及血清的白细胞、中性粒细胞、C反应蛋白(C reactive protein, CRP)、降钙素原(procalcitonin,PCT)及白细胞介素-6(interleukin,IL-6)均是早期检测的敏感指标。

4. 阴道微生态评价及在胎儿宫内感染诊断中的应用

阴道微生态评价包括形态学和功能学两个方面。形态学检测指标包括阴道菌群密集度、多样性、优势菌、病原微生物(真菌及滴虫)、Nugent 评分、阴道分泌物白细胞计数,并且纳入了 AV 评分。功能学检测指标包括 pH、机体炎性反应标志物(白细胞酯酶)及生物化学指标,其中包括了针对需氧菌代谢产物及酶活性的检测:粪肠球菌、金黄色葡萄球菌等可产生凝固酶,大肠埃希菌、B族链球菌等代谢可产生 β-葡糖醛酸酶;炎症发生时多形核白细胞胞内趋化聚集大量酯酶,而白细胞吞噬的细菌释放水解酶、细菌毒素可破坏细胞膜,使酯酶释放到胞外,白细胞酯酶与被破坏的白细胞数量成正比,能间接反映致病性微生物的增殖水平。正常阴道微生态是指:阴道菌群的密集度为

Ⅱ～Ⅲ级、多样性为Ⅱ～Ⅲ级、优势菌为乳杆菌、阴道 pH 为 3.8～4.5、乳杆菌功能正常(H_2O_2 分泌正常)、白细胞酯酶等阴性。当上述任何一项指标异常,即可诊断为阴道微生态失调。

(1) 形态学检测:阴道微生态失衡所致胎儿宫内感染镜检特征主要为细菌性阴道病或者需氧菌性阴道炎的镜检特征。

① 细菌性阴道病镜检特征:菌群密集度为Ⅰ～Ⅱ级、多样性为Ⅲ～Ⅳ级、正常阴道内的优势菌乳杆菌减少或消失,优势菌为革兰阴性短杆菌或弧菌。Nugent 评分≥7 分。阴道分泌物高倍镜检(×400)白细胞>10/HP。

② 需氧菌性阴道炎镜检特征:菌群密集度为Ⅲ～Ⅳ级、多样性为Ⅱ～Ⅲ级、正常阴道内的优势菌乳杆菌减少或消失,而革兰阳性球菌或革兰阴性杆菌量增多。Nugent 评分常≥4 分,Donder's 评分常≥3 分。阴道分泌物高倍镜检(×400)有大量白细胞。根据 Donder's 标准确定乳杆菌分级为Ⅱa、Ⅱb 和Ⅲ级。

(2) 功能学检测

① pH:测定阴道分泌物 pH 是阴道菌群异常最敏感的指标。细菌性阴道病患者的 pH 常>4.5,需氧菌性阴道炎患者的 pH>5.0。

② 生物化学指标

a. 乳杆菌功能标志物:乳酸杆菌代谢物包括乳酸菌素、过氧化氢、乳酸。细菌性阴道病厌氧菌和阴道加德纳菌过度生长,阴道乳酸杆菌生长受抑;需氧菌性阴道炎患者乳酸杆菌数量减少或功能失调,乳酸代谢物常减少或消失,H_2O_2 分泌减少。

b. 其他微生物代谢产物及酶活性:细菌性阴道病:唾液酸苷酶阳性。需氧菌性阴道炎:阴道阿托波菌、阴道加德纳菌、普雷沃菌和无乳链球菌感染,唾液酸酶阳性;大肠埃希菌感染,β-葡糖醛酸酶阳性;金黄色葡萄球菌和粪大肠杆菌感染时,凝固酶阳性。

③ 机体炎症反应标志物:炎症发生时多形核白细胞胞内趋化聚集大量酯酶,而白细胞吞噬的细菌释放水解酶、细菌毒素可破坏细胞膜,使酯酶释放到胞外,白细胞酯酶与被破坏的白细胞数量成正比,能间接反映致病性微生物的增殖水平。白细胞酯酶活性,表明存在炎症。

四、治疗

阴道微生态失衡导致的胎儿宫内感染主要与细菌性阴道病和需氧菌性

阴道炎有关。胎儿宫内感染的预防性治疗主要是针对细菌性阴道病和需氧菌性阴道炎的治疗,同时可应用微生态调节剂恢复阴道微生态失衡。胎儿宫内感染一经确诊,母亲需及时静脉、联合应用广谱抗生素,并尽快终止妊娠;新生儿均应收住新生儿监护病房进一步治疗。

（一）抗生素

阴道微生态失衡导致的胎儿宫内感染主要为细菌感染和支原体感染。一经确诊,需及时应用广谱抗生素。选择抗生素的原则是早期使用敏感、可穿透胎盘、对胎儿毒性作用低的抗生素。在病原体培养结果及药敏结果未回报前可以选用毒性低、抗菌谱广且易穿过胎盘的抗生素,同时兼顾需氧菌和厌氧菌的感染。病原体培养结果回报后根据培养结果及药敏试验结果选用抗生素,同时根据患者病情酌情调整抗生素的类型及使用时间。但在使用抗生素前,要考虑到各种抗菌药物在孕期使用的安全性。

（二）终止妊娠

一旦诊断为羊膜腔感染综合征,无论孕周大小应尽快终止妊娠。感染时间越长,产褥病率越高,对新生儿的危害取决于胎儿在感染的环境内所处时间的长短,时间越长,发生胎死宫内以及新生儿感染的风险性就越大。羊膜腔感染综合征诊断至分的时间为 $3 \sim 5$ h。定期检查血常规、CRP、降钙素原等感染指标,如患者为轻度感染,估计在短期内可以分娩,阴道分娩是最佳分娩方式;产程中需要连续严密监测胎心,如胎心监护出现反复变异降低或晚期减速,应尽快结束分娩,必要时需随时剖宫产手术终止妊娠,同时做好新生儿复苏准备,通知新生儿科医师到场参加抢救;如产程中出现持续胎儿心动过速也应做好新生儿复苏的准备;如产程进展缓慢或子宫收缩无力,监测血常规,若白细胞计数及分类提示感染逐渐加重、发热或有明确证据证明胎儿出现宫内窘迫,以及有其他产科剖宫产指征者,应及时行剖宫产术结束分娩。

（三）新生儿处理

新生儿一出生立即清理呼吸道,同时行耳、咽、鼻拭子及脐血等细菌培养和药敏试验,新生儿均应收住新生儿监护病房密切监护并给以抗生素治疗。抗生素主要为青霉素、氨苄西林、红霉素、万古霉素、美罗培南等。

五、预防

1. 治疗原发病

阴道微生态失衡导致细菌性阴道病、需氧菌性阴道炎的发生，最终导致胎儿宫内感染。因此对于孕期合并细菌性阴道病、需氧菌性阴道炎的孕妇，应及时予以正规治疗。细菌性阴道病的首选方案：甲硝唑400 mg，口服，每日2次，共7日；替换方案：克林霉素 300 mg，口服，每日 2 次，共 7 日。需氧菌性阴道炎：针对阴道感染，局部应用抗生素治疗的疗效较好，应选择那些不易吸收且抗菌谱较广，特别是那些覆盖肠道革兰阳性和革兰阴性需氧菌的抗生素。国外多应用克林霉素、氨苄西林、阿莫西林或卡那霉素等。针对胎膜早破患者，监测患者阴道分泌物情况，必要时定期行阴道分泌物细菌培养及药敏试验，根据细菌培养及药敏结果使用或调整抗生素。

2. 调整阴道微生态失衡

（1）微生态制剂：胎儿宫内感染一经诊断需及时应用广谱抗生素，并尽快终止妊娠。微生态制剂主要用于恢复阴道微生态失衡，包括局部治疗和口服治疗。① 口服治疗常用乳杆菌包括：发酵乳杆菌、植物乳杆菌、加氏乳杆菌、鼠李糖乳杆菌、罗伊氏乳杆菌等。在复发性细菌性阴道病治疗中给予乳酸杆菌阴道胶囊进行巩固治疗，积极恢复阴道微生态平衡，可明显提高治愈率、降低复发率；对复发性细菌性阴道病及需氧菌性阴道炎联合口服益生菌（成分是发酵乳杆菌、植物乳杆菌和加氏乳杆菌）可降低并维持阴道较低 pH 和 Nugent 评分，并可增加阴道内乳杆菌数量，从而延长复发时间；给予中间型细菌性阴道病患者阴道用益生菌制剂（成分是发酵乳杆菌、植物乳杆菌和加氏乳杆菌）治疗后，阴道 pH 值和 Nugent 评分明显降低，乳杆菌种类和数量明显增多。② 局部治疗：主要是将人源性乳杆菌种植到患者阴道中以恢复阴道微生态平衡。有人甚至采用"以菌制菌"的生态理论，通过在避孕套前端或者贮存液中添加益生菌，使益生菌在性生活过程中可均匀地分布于阴道内，从而起到恢复阴道菌群和自净作用，可有效治疗和预防细菌性阴道病等。

（2）中医药治疗：中医药治疗通过局部与整体辨证施治，合理使用内服、外治、针灸等方法，能够调理阴道局部微生态与人体免疫力，为改善阴道微生态提供多种治疗方法。中药制成的阴道栓剂、洗剂、凝胶等外用中成药剂型，如保妇康栓、复方沙棘籽油栓、红核妇洁洗液、复方黄松洗液、皮肤康洗液、洁尔阴洗液、妇洁舒洗剂、复方莪术油栓、苦参凝胶等在临床应用中显示出良好的调整阴道微生态失调的作用。中药内服联合外治法如清热化湿方联合硝呋太尔制霉素阴道软胶囊治疗阴道炎,采用中药治疗具有较强的酸碱度调控能力,可以调整阴道微生态,增强治疗效果。阴道微生态失衡所致的胎儿宫内感染主要为细菌感染和脲原体感染,目前尚无孕妇采用中医药治疗的报道。

六、护理措施

（1）重视育龄妇女的婚前卫生指导及孕期卫生保健知识的指导。

（2）对无明显症状的阴道微生态系统菌群失调的孕妇,遵医嘱给予益生菌制剂,加强卫生健康宣教,达到治愈及预防的目的。

（3）对有自觉症状的阴道微生态系统菌群失调的孕妇,遵医嘱给予药物治疗,降低母婴不良结局以及阴道微生态环境恶化带来的不良结局。

（4）经确定胎儿已受感染者,协助医生进行宫内给药治疗,同时严密观察胎儿健康状态,必要时终止妊娠。

（5）指导孕妇均衡饮食,加强营养,防止便秘,给予高蛋白、高热量、高维生素、易消化饮食,增加抵抗力。

（6）做好心理护理,主动进行心理疏导及沟通解释工作,从心理上减轻其紧张不安的情绪,积极配合治疗和护理。

主要参考文献

[1] Murtha A P, Edwards J M. The role of Mycoplasma and Ureaplasma in adverse pregnancy outcomes[J]. Obstet Gynecol Clin North Am, 2014, 41(4):615-27.

[2] De Freitas A S, Dobbler P C T, Mai V, el al. Defining microbial biomarkers for risk of preterm labor[J]. Braz J Microbiol, 2020, 51(1):151-159.

[3] Elovitz M A, Gajer P, Riis V, et al. Cervicovaginal microbiota and local immune response modulate the risk of spontaneous preterm delivery[J]. Nat Commun, 2019, 10(1):1305.

[4] Chan D, Bennett P R, Lee Y S, et al. Microbial-driven preterm labour involves crosstalk between the innate and adaptive immune response[J]. Nat Commun, 2022, 13(1):975.

［5］ Oh K Y,Jin CH,Sohn Y H,et al. The prevalence of abnormal vaginal flora and predictive factors for intrauterine infection in pregnant Korean women with preterm labor［J］. Clin Exp Obstet Gynecol，2017,44(3):429－433.

［6］ Krauss-Silva L,Moreira M E,Alves M B,et al. Randomized controlled trial of probiotics for the prevention of spontaneous preterm delivery associated with intrauterine infection:study protocol［J］. Reprod Health，2010,7:14.

［7］ 蔡蔚,潘石蕾. 羊膜腔感染综合征的诊治［J］. 中华产科急救电子杂志,2017,6(3):172－174.

［8］ 金哲. 中医药在阴道微生态恢复中的作用［J］. 中国实用妇科与产科杂志,2017,33(8):791－795.

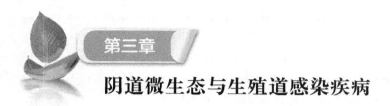

第三章

阴道微生态与生殖道感染疾病

第一节　阴道微生态与阴道炎

阴道炎(vaginitis)是妇科常见病和多发病,各年龄组均可发病,为一系列疾病引起阴道黏膜炎性疾病的总称,有时会引起外阴症状,例如瘙痒、灼热、刺激、异味和白带增多。临床上常见的阴道炎种类包括细菌性阴道病(bacterial vaginosis,BV)、外阴阴道假丝酵母菌病(vulvovaginal candidiasis,VVC)、需氧菌性阴道炎(aerobic vaginitis,AV)以及滴虫性阴道炎(trichomonal vaginitis,TV)。研究表明,阴道微生态失衡与阴道炎的发生密切相关,阴道微生态的评价在阴道炎诊治中具有重要的意义。

一、阴道微生态与阴道炎的关系

正常阴道微生态菌群复杂,每克阴道分泌物中含有 1×10^9 个细菌菌落,包含数十个种属,其中乳杆菌属占主导地位,该菌群具有产生 H_2O_2、乳酸、细菌素及其他抗微生物因子的能力,以维持正常酸性的阴道环境,并抑制或杀灭其他病原体微生物。当其他菌群替代阴道正常的优势菌群,阴道菌群的组成、结构和功能发生异常改变,微生态系统遭到破坏,不能有效地抵御致病菌的入侵增殖,从而引起阴道炎症。

1. 细菌性阴道病(BV)

BV 是临床上常见的阴道炎症,由阴道内正常菌群失调引起。当阴道正常乳杆菌被厌氧菌取代时,就会发生 BV,该病的微生态特征是复杂和丰富的“专性和”兼性厌氧菌如阴道加德纳菌、阴道阿托普菌属、巨球形菌属、纤毛菌属、普雷沃菌属、拟杆菌属、人型支原体等取代了常规的、以乳酸杆菌为主的菌群,以及阴道 pH 升高(>4.5)。

2. 外阴阴道假丝酵母菌病(VVC)

VVC 是假丝酵母菌与宿主阴道微生态相互作用的结果,70%以上的女性一生中至少会经历一次 VVC。与其发病相关的主要致病性微生物为白假丝酵母菌,占 80%～90%;其次为非白假丝酵母菌感染,占 10%～20%,主要包括热带假丝酵母菌、光滑假丝酵母菌、近平滑假丝酵母菌等。VVC 治疗效果好,但复发率高。研究证实含乳酸杆菌的益生菌可以有效地预防 VVC 复发。

3. 需氧菌性阴道炎(AV)

AV 存在明显的阴道菌群结构改变,其特征是阴道乳杆菌减少而革兰阳性或阴性需氧菌增多,AV 常为混合感染,伴多种兼性厌氧菌及部分专性厌氧菌增多。其致病菌包括葡萄球菌、B 族链球菌、大肠埃希菌、链球菌属。金黄色葡萄球菌和凝固酶阴性葡萄球菌,是诊断为 AV 女性中最常见的革兰阳性病原体。

4. 滴虫性阴道炎(TV)

TV 是指阴道毛滴虫感染引起的生殖系统炎症。阴道毛滴虫黏附能力强,可改变阴道微环境,包括乳酸杆菌下降及调节 pH 至 4.5 以上,从而打破微生态平衡,支持其进一步生长和增殖。此外,由于毛滴虫消耗氧气,导致阴道成为适宜厌氧菌繁殖的厌氧环境,因此,临床上约有 60%的患者合并 BV。

二、阴道微生态影响阴道炎的机制

在阴道微生态中,宿主的阴道结构、免疫及内分泌系统与微生态菌群相互制约、相互协调、动态平衡,构成了抵御机会病原体侵略的第一道防线。阴道微生态菌群中,乳酸杆菌优势下降和机会性病原体过度生长造成的微生态失衡,与阴道炎的发生密切相关。

1. 阴道微生态失衡导致乳杆菌直接杀死或抑制病原体能力下降

阴道微生态优势菌群乳杆菌,可分泌乳酸、细菌素以及 H_2O_2,在宿主防御中发挥着重要的作用。① 乳酸:乳酸菌由于可对碳水化合物的发酵而产生乳酸,可将阴道环境酸化至 pH 4.5 以下防止潜在病原体在阴道中定植。乳酸能够灭活各种生殖道病原体,包括尿路致病性大肠杆菌、淋病奈瑟球菌以及沙眼衣原体。乳酸还可通过增加 IL-1(interleukin‑1,IL-1)受体拮抗剂 IL-1RA 表达,抑制促炎介质,从而影响宿主免疫反应。② 细菌素、类菌素:细菌素和类菌素被称为具有杀菌活性的抗菌肽和蛋白质,乳酸菌素已显示出对金黄色葡萄球菌、粪肠球菌、阴道加德纳菌和金黄色棒状杆菌的抑制活性,但也有研究表明某些细菌素同时会抑制正常乳杆菌的生长。③ H_2O_2:H_2O_2 是另一种抗菌物质,由乳酸杆菌在氧气存在的情况下产生,其对周围的细菌、真菌以及病毒具有抑制或者毒性作用。一旦发生微生态失衡,优势乳杆菌数量降低或者缺失,对其他病原体的抑制能力下降,则会诱发阴道炎。

2. 阴道微生态失衡导致病原体在物理屏障上黏附

在正常的阴道微生态系统中,阴道乳杆菌的基因组编码可通过编码各种黏附素,以竞争性地黏附宿主细胞,防止病原微生物的定植。如香菇乳杆菌和某些独特的黏附素的强大黏附能力在竞争性排斥重要 BV 病原体(例如阴道加德纳菌)中起关键作用。BV 的致病菌可从阴道黏膜层的糖蛋白中裂解并中和唾液酸,解离分泌型免疫球蛋白 A(secretory immunoglobulin A,SIgA),保留的基本聚糖结构,一方面破坏阴道黏膜屏障的完整性,逃避宿主免疫反应,可作为阴道其他病原菌的黏附点;另一方面阻挡抗生素的渗透,导致阴道炎症难以根除。

3. 阴道微生态失衡影响宿主对病原体的免疫反应

阴道固有免疫主要以阴道和宫颈黏膜构成,SIgA 是阴道黏膜局部固有免疫的核心抗体,具有广泛的免疫学作用,可稀释并中和外来抗原,促进抗原运输,与吞噬细胞相互作用,参与清除黏膜表面的病原体及其他毒素。SIgA 由辅助蛋白支持的 Y 形抗体单元的二聚体:J 链和 N - 糖基化的分泌成分(N-glycosylated secretory component,SC)组成。SC 能通过糖类残基使 SIgA 黏附于适当的组织处,破坏病原菌的定位,从而清除病原菌;可将 IgA 中的糖基化状态报告给吞噬细胞的 Fcα 受体,从而引起吞噬活动以及细胞因子的释放。阴道乳杆菌可以促进 SIgA 分泌,SIgA 也可以通过抑制病原菌黏附和活性等调节微生态的平衡。

研究表明,阴道微生态失衡可造成阴道局部免疫功能紊乱。T 淋巴细胞亚群是调节免疫应答的关键细胞,按分泌细胞因子的不同分为 Th1 和 Th2 型,Th1 型细胞主要分泌肿瘤坏死因子- α(tumor necrosis factor - α,TNF - α)、IL-2、干扰素- γ(interferon - γ,IFN - γ)、IL-12 等细胞因子,有免疫杀伤作用,能介导细胞免疫。Th2 型细胞主要分泌 IL-4、IL-6、IL-10、IL-13 等细胞因子,刺激 B 淋巴细胞增殖,产生抗体,调节体液免疫。当阴道微生态失衡,打破了 Th1 与 Th2 之间的平衡,Th1 表达受抑制而不能有效地清除病原体,而 Th2 细胞因子水平异常升高,加剧了 Th1/Th2 细胞免疫功能失调,也会导致阴道内菌群失调现象更加严重。大多数复发性 VVC 与阴道局部 Th1/Th2 细胞的极化密切相关,念珠菌可诱导局部产生 IL-4、IL-25 等细胞因子,抑制 Th1 型细胞生长,促进 Th0 细胞向 Th2 细胞分化,引起阴道局部免疫功能紊乱,从而导致对阴道念珠菌的抵抗力降低。

阴道黏膜中包含许多免疫相关受体,以帮助识别微生物环境,防御病原微生物。通常通过模式识别受体(pattern recognition receptor,PRR)、Toll 样受体(toll-like receptor,TLR)和 dectin-1 受体识别生物基序模式,从而实现对女性生殖道内正常菌群及病原微生物的识别监测。PRR 的微生物刺激会启动细胞因子/趋化因子信号传导级联反应,例如 IL-1β,IL-6,IL-8 和 TNF-α 的分泌,以募集或激活免疫细胞,例如 NK 细胞、巨噬细胞、CD4$^+$ T 细胞、CD8$^+$ T 细胞和 B 淋巴细胞。阴道正常菌群能够维持上皮细胞中免疫相关受体,如 TLR 处于稳定状态,从而抑制阴道内病原微生物的生长,当阴道微生态失衡,病原菌入侵,可能会干扰免疫相关受体如 TLR 介导的识别模式,影响其抗菌能力。有助于阴道防御的其他因素还包括甘露糖结合凝集素(mannose binding lectin,MBL)和免疫球蛋白 A(immunoglobulin A,IgA)以及 IgG 等。MBL 结合微生物细胞表面上存在的甘露糖、N-乙酰氨基葡萄糖和岩藻糖碳水化合物部分。最终,这种相互作用导致细胞裂解或免疫系统靶向杀伤。研究表明,MBL 作为天然免疫系统的重要因子,参与了 VVC 以及 BV 的发生、发展和转归。IgA 和 IgG 可以帮助防止阴道上皮细胞黏附和吸收,以及有助于从阴道清除和中和感染的微生物。在 BV 中,致病菌破坏阴道局部的免疫防御功能,表现为 IgA 和 IgG 水平的降低。

三、阴道微生态评价及在阴道炎诊断中的应用

目前阴道炎的诊断存在以下问题:阴道炎 50% 以上为混合感染,造成了临床诊断困难。如 BV 及 AV 通常并不是单一病原体所致。通过阴道微生态检测,不仅可以确定单一病原体引起的阴道炎,如 TV 和 VVC,还可以诊断 BV、AV 以及阴道混合感染。阴道微生态评价系统主要包括形态学评价和功能学评价两部分。

(一)BV

BV 是白带增多或恶臭的最普遍原因,其发生率高达 30%。BV 的女性中有 50% 以上是无症状的。在许多这类患者中发现,厌氧细菌产生胺类物质引起的腥臭味可预示 BV。在性交后(有精液的情况下)和月经期间(有血液的

情况下），如果阴道的碱度增加，则气味更加普遍。BV 与阴道黏膜炎症无关，很少引起外阴瘙痒。

1. 形态学评价

线索细胞阳性；阴道分泌物涂片革兰染色，镜检 Nugent 评分，0～3 分诊断为阴道正常菌群；4～6 分诊断为过渡态阴道菌群；7～10 分诊断为 BV。

2. 功能学评价

阴道 pH 升高，>4.5；H_2O_2 下降；氨试验阳性；部分患者的唾液酸甘酶阳性。

（二）VVC

VVC 是一种广泛的阴道感染，主要由白念珠菌引起。不同人群中多达 9％的妇女每年经历 3 次以上发作，这被定义为复发性 VVC。通常表现为外阴瘙痒、灼热，排尿时疼痛和白带增多。

1. 形态学评价

镜检分泌物革兰染色涂片，找到真菌芽生孢子和（或）假菌丝。

2. 功能学评价

阴道 pH 多为正常（4.0～4.5）；白细胞酯酶阴性；部分患者门冬酰胺蛋白酶和乙酰氨基葡萄糖苷酶阳性。若 pH 较高，或者白细胞酯酶阳性，提示混合感染。

（三）AV

AV 为阴道内需氧菌增加、乳杆菌减少或消失、出现菌群失调引起的阴道感染性疾病，且常伴混合感染。临床症状包括阴道脓性分泌物，常为黄色、泡沫状，可有性交痛、阴道瘙痒或灼热感等不适，而妇科检查可见阴道黏膜及宫颈充血，严重者可见散在溃疡。

1. 形态学评价

阴道分泌物湿检，根据 Donders 提出的 AV 评价法：$\geqslant$3 分诊断为 AV；3～4 分为轻度 AV；5～6 分为中度 AV；>6 分为重度 AV，即相当于"脱屑性阴道炎"。AV 评价标准见表 3-1-1。

表 3-1-1　AV 评分标准

AV 评分	LBG	白细胞数	含中毒颗粒的白细胞数	背景菌落	PBC 所占比例
0	Ⅰ,Ⅱa	≤10/HPF	无或散在	不明显或溶胞性	无或<1%
1	Ⅱb	>10/HPF 且 ≤10/上皮细胞	≤50%白细胞	肠杆菌类的小杆菌	≤10%
2	Ⅲ	>10 上皮细胞	>50%白细胞	球菌样或呈链状	>10%

注:相差显微镜×400 倍镜检。LBG 指乳杆菌分级:Ⅰ级指乳杆菌为主而无其他细菌;Ⅱa 指混合菌群,但乳杆菌占优势;Ⅱb 指混合菌群,乳杆菌比例少于其他形态细菌;Ⅲ级指其他细菌过度增长,乳杆菌严重减少或缺失。HPF 指高倍视野。PBC 指基底旁上皮细胞。

2. 功能学评价

阴道 pH 升高,H_2O_2 下降或者缺乏;白细胞酯酶阳性;β-葡糖醛酸酶、凝固酶阳性。

(四)TV

TV 在女性中,常见的感染部位包括阴道、尿道和宫颈内膜。症状包括白带(通常为弥漫性、恶臭、黄绿色)增多、排尿困难、瘙痒、外阴刺激和腹痛。部分女性中可以看到黄斑阴道炎或草莓宫颈。

1. 形态学评价

镜检分泌物湿片或革兰染色涂片,可见毛滴虫,即可诊断为阴道毛滴虫病。

2. 功能学评价

阴道 pH>5.4;白细胞酯酶阳性;少部分患者胱氨酰蛋白酶阳性。

(五)阴道混合感染

临床常见阴道混合感染为 AV+VVC、VVC+BV 及 BV+AV。混合感染的微生态诊断,功能学诊断尚不成熟,主要根据形态学评价结果:① VVC+BV:同一张革兰染色涂片可见芽生孢子及假菌丝,同时 Nugent 评分 7~10 分即可诊断;② BV+AV:阴道分泌物湿片镜检 Donders 评分≥3 分,革兰染色涂片 Nugent 评分 7~10 分即可诊断;③ AV+VVC:革兰染色涂片镜检见芽生孢子或假菌丝即可诊断。

四、阴道炎微生态失衡的治疗

阴道炎是感染性疾病,目前主要是通过抗生素来杀灭病原体以达到治疗的目的,不同类型的阴道炎治疗方案不同,治愈率均较高,但是抗生素治疗短时间内难以恢复阴道微生态环境,导致部分阴道炎反复发作。30%~50%BV患者3个月内复发。因此,针对阴道炎的治疗,应以恢复阴道微生态为原则,将以往杀灭微生物为主的治疗方式转变为"拮抗病原体,恢复微生态平衡"方面来。微生态疗法的内容包括:合理使用抗生素和微生态调节剂。本节主要介绍 BV 的治疗。

1. 全身治疗

甲硝唑 500 mg 口服,2 次/日,或 400 mg 3 次/日;或甲硝唑 2 g 单次口服;克林霉素 300 mg 口服,2 次/日,7 日;或氨苄青霉素 500 mg 口服,4 次/日,7 日。

2. 局部治疗

2%克林霉素霜 5 g 放置阴道内,每晚 1 次,7 日;或甲硝唑 500 mg 塞入阴道,每晚 1 次,7~10 日。性伴侣不需常规治疗。在妊娠期有合并上生殖道亚临床感染可能,多选用口服甲硝唑 200 mg,每日 3~4 次,7 日,或口服克林霉素 300 mg,2 次/日,7 日。复发性阴道炎的治疗方法是阴道内甲硝唑给药,2 次/周,4~6 个月。

3. 微生态疗法

微生态疗法主要是利用微生态调节剂,即根据微生态学原理,利用对宿主有益的正常微生物、其代谢产物或生长促进物质所制成的制剂,通过酶作用、抗菌、黏附定植及生物屏障等作用来调整和保持微生态平衡,改善宿主的健康状态。主要包括益生菌、益生元和合生元。在妇科疾病中,口服益生菌后,这些微生物可通过胃肠道系统最终定植于阴道。而阴道给药可以使益生菌具有针对性地直接定植,以恢复健康的阴道微生物群。国际上多以益生菌调节微生态平衡(表 3-1-2)。我国成功研制出了世界上第一个阴道益生元"蔗糖凝胶",Zhong 等发现阴道内使用蔗糖凝胶 2 次/日和甲硝唑凝胶 1 次/日疗效相当,且促进了正常菌群的恢复。此外,2012 年 Weissenbacher 等报告,非喹氯铵阴道片与 2%克林霉素霜具有相同的临床疗效,且乳酸菌恢复率更高;2014 年 Laghi 发现利福昔明配合阴道片使用可恢复患者的乳酸菌并增加乳酸水平。

表 3-1-2　BV 益生菌疗法

益生菌种类	给药途径	剂量/疗程	分组	疗效
鼠李糖乳杆菌 GR-1 和罗伊氏乳杆菌 RC-14	口服	2 次/日，共 6 周	益生菌治疗组和安慰剂	益生菌组的正常菌群为 50%，而安慰剂组为 20%
鼠李糖乳杆菌，嗜酸乳杆菌和嗜热链球菌	阴道	7 日	益生菌治疗组和安慰剂	在治疗后 2 个月，治疗组的复发率为 16%，而安慰剂组为 45%。治疗后 11 个月，治疗组中 10.6% 的女性复发，而安慰剂组中为 27.7%
鼠李糖乳杆菌 B，嗜酸乳杆菌，嗜热链球菌和保加利亚乳杆菌，嗜酸乳杆菌，乳双歧杆菌	阴道 口服	阴道：6 日；口服：10 日。共 3 个月的治疗周期	抗生素治疗组；抗生素治疗＋鼠李糖乳杆菌 B，嗜酸乳杆菌等阴道用药组；抗生素治疗＋ L. 嗜酸，L. 双歧口服益生菌组	抗生素治疗复发率 50%，抗生素联合阴道用益生菌复发率 30%，抗生素联合口服益生菌复发率 15%
鼠李糖乳杆菌	口服	2 次/日，连续 7 日，持续 2 个月	甲硝唑组；甲硝唑＋益生菌口服	6 个月内复发率显著降低

　　总之，阴道微生态失衡，与阴道炎的发生密切相关。通过微生态的评价，可以提高阴道炎的临床诊断准确率，判断预后，指导临床治疗。微生态疗法，可从根本上避免使用抗生素导致的耐药性、二重感染以及毒副作用等缺点，是一种治疗阴道炎安全、有效且复发率低的药物。

第二节　阴道微生态与宫颈炎

　　宫颈炎是育龄妇女常见疾病之一，为宫颈受损伤和病原体侵袭而致，包括宫颈阴道部炎症及宫颈管黏膜炎症。目前研究表明其主要诱发因素为阴道微生态失衡引发的下生殖道感染。根据病程长短可分为急性宫颈炎和慢性宫颈炎。

一、阴道微生态与宫颈炎的关系

（一）阴道微生态失衡可诱发宫颈炎

宫颈炎病原体可为性传播疾病病原体或内源性病原体。性传播疾病病原体最常见的为淋病奈瑟球菌（*neisseria gonorrhoeae*, *N. G*）及沙眼衣原体（*chlamydia trachoma*, *C. T*），主要见于性传播疾病的高危人群；部分宫颈炎发病与内源性的细菌性阴道病病原体、生殖支原体感染有关，但也有部分患者的病原体不清楚。细菌性阴道病、需氧菌性阴道炎等阴道炎症也可引起阴道微生态失衡，炎症可上行危及宫颈。研究表明宫颈炎患者阴道内菌群多样性增高、优势乳酸杆菌含量降低，而致病菌群丰度增高，包括大肠埃希菌、金黄色葡萄球菌、粪肠球菌、表皮葡萄球菌、阿托波菌等（表3-2-1）。乳酸杆菌对阴道微环境的保护作用主要体现在两方面：一方面乳酸杆菌通过竞争性黏附产生占位效应，防止病原微生物向阴道上皮细胞黏附；另一方面，可通过分泌有助于维持阴道微生态平衡的可溶性因子，如抗菌肽、过氧化氢等。阴道乳酸杆菌的下降使阴道 pH 升高、过氧化氢和抗微生物因子减少，抑菌功能下降，机会致病菌繁殖，诱发各种机会性感染。慢性宫颈炎症的病原体与急性宫颈炎相似。

表3-2-1　沙眼衣原体感染时阴道菌群变化

门	属
厚壁菌门（Firmicutes）↓	卷曲乳杆菌（*L. crispatus*）↓ 加氏乳酸杆菌（*L. gasseri*）↓ 惰性乳杆菌（*L. iners*）↑
放线菌门（Actinobacteria）↑	阴道加德纳菌（*G. vaginalis*）↑ 阴道阿托波菌（*A. vaginae*）↑
拟杆菌门（Bacteroidetes）↑	普雷沃菌（*Prevotella*）↑
梭菌门（Fusobacteria）↑	羊膜细毛杆菌（*Leptotrichia amnionii*）↑

（二）阴道微生态中菌群代谢产生的功能酶与代谢产物的累积

阴道微生态中的优势菌群主要为乳酸杆菌，乳酸杆菌通过分泌乳酸、乳酸脱氢酶（lactic dehydrogenase，LDH）、H_2O_2、脱羧酶、乙酸、抗菌肽等维持阴道微生态的平衡。阴道微生态中的致病菌群包括加德纳菌、大肠埃希菌、阿托波菌等，其可分泌唾液酸苷酶、脯氨酸氨肽酶、精胺、琥珀酸等致病性代谢产物。阴道微生态失衡时,优势菌群与致病菌群比例失调,乳酸杆菌的下降使阴道 pH 升高,H_2O_2 和抗微生物因素减少,抑菌功能下降,机会致病菌繁殖,产生的致病性代谢产物不断累积,诱发宫颈炎症。

(三)阴道微生态失衡提高 HPV 共感染概率,诱发宫颈炎

微生态失衡的阴道内优势乳酸杆菌降低,阴道局部免疫微环境形成的生物屏障被破坏,增加了人乳头瘤病毒(HPV)感染、整合的风险,间接诱导了宫颈炎症甚至宫颈癌的发生。研究表明阴道微生态中乳酸杆菌减少、菌群多样性增加与 HPV 感染呈正相关。HPV 感染后加重了局部微环境紊乱,释放多种炎症因子诱发宫颈炎,增加了淋病奈瑟球菌、衣原体等的感染风险。

二、阴道微生态影响宫颈炎的机制研究

宫颈炎根据原发部位可分为原发于宫颈的宫颈炎和阴道炎上行感染后引起的宫颈炎。这两种宫颈炎均由病原菌和病原菌酶与代谢产物的累积等原因导致,发病机制不尽相同。

(一)病原菌诱导炎症直接破坏生殖道黏膜反应

阴道微生态平衡时乳酸杆菌通过竞争性黏附产生占位效应,防止病原微生物向阴道上皮细胞黏附。阴道微生态失调时,病原体可通过黏附素黏附到生殖道黏膜表面,并沿黏膜面扩散引起浅层感染。其中宫颈管常由于是单层柱状上皮而病变显著。除宫颈管柱状上皮外,淋病奈瑟球菌还可侵袭尿道移行上皮、尿道旁腺及前庭大腺。黏膜上皮细胞表达的特异性模式识别受体(pattern recognition receptors,PRRs),如 Toll 样受体(pattern recognition receptors,PRRs)、NOD 样受体(NOD-like receptors,TLRs)等,识别病原菌表面保守的病原相关分子(pathogen-associated molecular patterns,PAMP)介导细胞因子、炎症因子以及抗菌肽等的分泌。这种继发的炎症反应诱导局部组织损伤,受伤细胞通过危险相关分子模式(damage associated molecular patterns,DAMPs)激活信号小体,信号小体的激活介导了细胞凋亡,清除和回收受损蛋白和诱导细胞凋亡的过程诱导了自噬,炎症反应不可逆转时就会导致器官功能障碍。总之,感染可以通过过度的炎症反应诱导器官功能障碍,加重炎症反应过程。

（二）病原菌产生的酶与代谢产物间接诱导宫颈炎

1. 菌群产生的酶与代谢产物干扰致病菌代谢

乳酸杆菌产生的 H_2O_2 能抑制病原体的定植生长，H_2O_2 分解产生羟自由基，可以干扰致病菌的代谢功能、破坏致病菌的染色体。研究证实代谢产物 NO 与宫颈炎的发生发展相关，高浓度的 NO 可以与致病菌物质代谢关键酶活性中心的 FeS 基结合，引起致病菌的失活，干扰致病菌的能量代谢；可以与细胞内的超氧阴离子结合形成自由基，破坏致病菌的 DNA；可以介导巨噬细胞的抑菌作用和内皮细胞的杀菌作用；可以激活 p53 诱导致病菌凋亡等。

2. 菌群产生的酶与代谢产物诱导机体固有免疫

分泌型 IgA（SIgA）在正常生殖道黏膜内呈恒定的低水平表达，阴道微生态失衡时细菌代谢产物改变使得 SIgA 降解减少，病原菌定植刺激生殖道局部发生免疫应答，使得局部 SIgA 合成增加，其水平高低可反映病变的严重程度。SIgA 的分泌对生殖道黏膜具有特殊的免疫保护作用，可快速有效地阻止病原体的侵入。具体机制有：① 抑制微生物黏附生殖道黏膜表面；② 中和毒素与杀菌；③ 抗炎调节和调理作用。革兰阴性菌的内毒素（lipopolysaccharide，LPS）是 TLR4 的强刺激物，在 LPS 作用及 CD14 参与下诱导 IL-8 产生。此外，作为细胞因子之一的 IL-6 在宫颈阴道促炎反应的发生发展中起重要作用，其作用机制与机体免疫功能受到抑制、炎症反应被激活及加重有关。

3. 菌群产生的酶与代谢产物诱导获得性免疫

① 细胞免疫：致病菌既可以作为抗原呈递细胞将抗原呈递给 T 细胞，又能提高 T 细胞的增殖能力，还能通过释放溶酶体酶、TNF 以及介导抗体依赖的细胞介导的细胞毒性作用抑制病原菌的增殖生长。

② 体液免疫：致病菌也能促进 B 淋巴细胞的增殖，从而增加抗体的分泌。抗原呈递细胞呈递抗原给 B 细胞，$CD4^+$ T 细胞也可激活 B 细胞，B 细胞分泌大量 IgA、IgG 结合并分解病原体。

（三）阴道微生态失衡提高 HPV 共感染概率诱发宫颈炎症

阴道微生态失衡时局部免疫力降低，HPV 通过破损的黏膜感染基底细胞，因为 HPV 病毒隐匿，不与血流和初始免疫系统接触，也不会出现病毒血症，因此临床不会出现明显的炎症表现。同时 HPV 可以通过下调干扰素途径或减少 Toll 样受体表达等机制逃避免疫系统清除。随着基底细胞的分化和成熟变成表层细胞，病毒复制加速，随着细胞自然凋亡而释放出病毒颗粒。

一旦病毒被初始和获得性免疫系统所检测到,机体将启动一系列免疫炎症反应将病毒清除,但总体临床表现并没有特异性。研究发现 HPV 感染患者局部干扰素、IL-10、IL-1、IL-6 和 TNF 分泌增加,提示 HPV 感染诱导了局部炎症反应。此时阴道微生态进一步紊乱,容易发生其他病原体的共同感染,共同感染可能导致局部组织化生,这些化生的上皮可能引起 HPV 的持续感染,形成恶性循环。

三、阴道微生态评价及在宫颈炎诊断中的应用

目前宫颈炎的诊断存在以下难点:宫颈炎缺乏特异性临床表现;阴道分泌物革兰染色,以白细胞数目增多作为诊断标准缺乏特异性;单纯检测衣原体和淋球菌的阳性预测值很低;尽管分泌物检出革兰阴性球菌对诊断具有特异性,但该操作需在严格的实验室条件下进行,且敏感性较低。因此,需结合微生态检查综合评估,早期诊断宫颈炎,避免无症状宫颈炎的漏诊。

(一)形态学评价

宫颈炎患者阴道分泌物镜检特征:菌群密集度为Ⅲ~Ⅳ级、多样性为Ⅲ~Ⅳ级、粗大革兰阳性菌减少或消失,显示阴道细菌过度生长,阴道菌群由乳酸菌群向厌氧性菌群转变。淋病奈瑟球菌引起的宫颈炎可见革兰阴性双球菌。Nugent 评分常>4 分,Donders 评分常>3 分。宫颈管脓性分泌物涂片作革兰染色,中性粒细胞>30 个/HP(400×)。阴道分泌物湿片检查白细胞>10 个/HP(400×)。白细胞增多需注意有无合并阴道炎症。

(二)功能学评价

1. pH

测定阴道分泌物 pH 是阴道菌群异常最敏感的指标,诊断宫颈炎的灵敏度达 90% 以上,但特异性较低,约 60%,宫颈炎患者的 pH 常>5.4。继发于需氧菌性阴道炎的宫颈炎患者的,其阴道 pH 可能降低。

2. 生物化学指标

(1)乳酸杆菌功能标志物:乳酸杆菌代谢物包括乳酸菌素、过氧化氢、乳酸。宫颈炎患者乳酸杆菌数量减少或功能失调,乳酸代谢物常减少或消失。

(2)其他微生物代谢产物及酶活性:宫颈炎患者厌氧菌增多,大多数患者唾液酸苷酶(neuraminidase)阳性;需氧菌引起的宫颈炎,部分 β-葡糖醛酸苷酶(β-glucuronidase)及凝固酶(coagulase)阳性;白假丝酵母菌引起的宫颈

炎,部分门冬酰胺蛋白酶(asparaginasum)及乙酰氨基葡萄糖苷酶(acetylglucosaminidase)阳性;滴虫引起的宫颈炎,部分胱胺酰蛋白酶(cysteinase)阳性;部分阴道加德纳菌、不动弯杆菌以及白假丝酵母菌引起的宫颈炎可能会出现脯氨酸氨基肽酶(prolineaminopeptidase)阳性。

3. 机体炎症反应标志物

白细胞酯酶(leucocyte esterase,LE)由白细胞产生,反映白细胞的多少即宫颈炎的轻重;透明质酸酶反映阴道黏膜损伤,用于阴道感染预后评价。

(三)其他分子生物学方法

1. 核酸检测

包括核酸杂交及核酸扩增,尤其核酸扩增方法诊断淋病奈瑟球菌、沙眼衣原体感染的敏感性、特异性高。除淋病奈瑟球菌、沙眼衣原体外,核酸检测还可用于对阴道微生态中的优势菌乳酸杆菌、条件致病菌大肠杆菌等进行定量评估。2013年,Shipitsyna E 等报告通过采用 454 焦磷酸测序分析阴道分泌物的 16s rRNA 基因的 V3—V4 区,来检测细菌种类及其丰度,以及采用实时定量 PCR 阵列检测分泌物标本中 16 种或属特异性核酸序列及其丰度,可对正常菌群与宫颈炎相关菌群进行定量分析。

2. 酶联免疫吸附试验

可检测多种病原体抗原,为临床常用的方法。

3. HPV 检测

宫颈炎患者需首先排除 HPV 感染引起的炎症。

4. 多组学研究策略

目前应用多组学研究探索微生态已成为热点,宏基因组可深入了解阴道微生态中的菌群分布,已有研究通过宏基因组发现宫颈炎患者阴道微生态中卷曲乳杆菌、加氏乳杆菌丰度降低,其他厌氧菌如加德纳菌、阿托波菌等的丰度升高。转录组能反映阴道菌群的基因表达情况,基因转录后,还要经过蛋白翻译、代谢物的表达才能最终反映表型的变化。代谢组学可以检测阴道微生态中的小分子代谢物。运用多组学研究可为阴道微生态的深入研究提供支持。

四、宫颈炎微生态失衡的治疗

由于宫颈炎临床表现不特异、检测方法不恰当而依据经验导致的乱诊乱治;诊断不确切,盲目应用抗"炎"治疗,导致正确诊断率低、抗菌药物合理使用率低、治愈率低、复发率高这样"三低一高"的诊疗现状。对早期无症状宫颈炎可使用微生态调节剂恢复阴道微生态平衡阻止疾病进展；对急慢性宫颈炎应针对病原体治疗，同时可应用微生态调节剂加速炎症的治愈。总之，对宫颈炎治疗的最终目标是恢复阴道微生态平衡。

（一）急性宫颈炎

主要为抗生素药物治疗，可根据不同情况采用经验性抗生素治疗及针对病原体的抗生素治疗。

1. 经验性抗生素治疗

对有以下性传播疾病高危因素的患者（如年龄小于 25 岁，多性伴或新性伴，并且为无保护性性交或性伴患性传播疾病），在未获得病原体检测结果前，可采用经验性抗生素治疗，方案为阿奇霉素 1 g 单次顿服；或多西环素 100 mg，每日 2 次，连服 7 日。

2. 针对病原体的抗生素治疗

对于获得病原体者，选择针对病原体的抗生素：

（1）单纯急性淋病奈瑟球菌性子宫颈炎：主张大剂量、单次给药，常用药物有头孢菌素及头霉素类药物，前者如头孢曲松钠 250 mg，单次肌内注射；或头孢克肟 400 mg，单次口服；也可选择头孢唑肟 500 mg，肌内注射；头孢噻肟钠 500 mg，肌内注射；后者如头孢西丁 2 g，肌内注射，加用丙磺舒 1 g 口服；另可选择氨基糖苷类抗生素中的大观霉素 4 g，单次肌内注射。

（2）沙眼衣原体感染所致子宫颈炎：治疗药物主要有：① 四环素类，如多西环素 100 mg，每日 2 次，连服 7 日；米诺环素 0.1 g，每日 2 次，连服 7~10 日。② 大环内酯类，主要有阿奇霉素 1 g，单次顿服；克拉霉素 0.25 g，每日 2 次，连服 7~10 日；红霉素 500 mg，每日 4 次，连服 7 日。③ 氟喹诺酮类，主要有氧氟沙星 300 mg，每日 2 次，连服 7 日；左氧氟沙星 500 mg，每日 1 次，连服 7 日；莫西沙星 400 mg，每日 1 次，连服 7 日。

由于淋病奈瑟球菌感染常伴有衣原体感染，因此，若为淋菌性宫颈炎，治疗时除选用抗淋病奈瑟球菌药物外，同时应用抗衣原体感染药物。

（3）合并细菌性阴道病：同时治疗细菌性阴道病，否则将导致宫颈炎持续存在。

3. 性伴侣的处理

若宫颈炎患者的病原体为淋病奈瑟球菌或沙眼衣原体，应对其性伴进行相应的检查及治疗。

（二）慢性宫颈炎

对持续性子宫颈管黏膜炎症，需了解有无沙眼衣原体及淋病奈瑟球菌的再次感染、性伴是否已进行治疗、阴道微生物菌群失调是否持续存在，针对病因给予治疗。对病原体不清者，尚无有效治疗方法。对子宫颈呈糜烂样改变、有接触性出血且反复药物治疗无效者，可试用物理治疗。物理治疗注意事项：① 治疗前，应常规行子宫颈癌筛查；② 有急性生殖系统炎症列为禁忌；③ 治疗时间应选在月经干净后 3～7 日内进行；④ 物理治疗后有阴道分泌物增多，甚至有大量水样排液，术后 1～2 周脱痂时可有少许出血；⑤ 在创面尚未愈合期间（4～8 周）禁盆浴、性交和阴道冲洗；⑥ 物理治疗有引起术后出血、宫颈狭窄、不孕、感染的可能，治疗后应定期复查，观察创面愈合情况直到痊愈，同时注意有无宫颈管狭窄。子宫颈息肉行息肉摘除术，术后将切除息肉送组织学检查。子宫颈肥大一般无需治疗。

（三）微生态制剂

微生态治疗方法和药物主要用于重建被抗菌治疗破坏的有益的乳杆菌群，是抗菌治疗的重要补充。对于无明显炎症的阴道菌群失调性疾病，甚至可直接用益生菌制剂向阴道内补充外源性乳酸杆菌，或用阴道益生元如蔗糖凝胶促进阴道内源性乳杆菌生长，达到治愈或预防相关疾病的目的。这是今后宫颈炎治疗重要的发展方向之一。

单纯使用抗生素在杀死致病菌的同时，也破坏了部分阴道的优势乳酸杆菌，忽视了女性生殖道微生态菌群平衡。微生态调节剂具有安全、无毒副作用的特点，通过调节失衡的微生态，增强自身局部的免疫力，对抗病原体的增殖，有助于缓解抗生素滥用和宫颈炎的反复发作。但对于急性宫颈炎症，微生态制剂作用缓慢，只能作为辅助用药。

第三节　阴道微生态与盆腔炎

女性内生殖器及其周围结缔组织和盆腔腹膜发生炎症，称为盆腔炎（pelvic inflammatory disease，PID），属上生殖道感染，包括子宫内膜炎、输卵管炎、输卵管-卵巢脓肿、盆腔结缔组织炎及盆腔腹膜炎。沙眼衣原体、淋病奈瑟球菌、阴道厌氧菌、阴道加德纳菌、流感嗜血杆菌、革兰阴性肠杆菌和无乳链球菌以及巨细胞病毒、人型支原体、解脲脲原体、生殖支原体和盆腔炎的发病密切相关。研究发现,盆腔炎患者同时存在下生殖道感染,提示下生殖道上行感染在盆腔炎的发生中发挥了一定的作用,因此阴道的微生态环境在盆腔炎的发生和转归中亦发生了重要的作用。本节主要讨论盆腔炎的发病机制、临床诊治和阴道微生态在其中发挥的重要作用。

一、阴道微生态与盆腔炎的关系

盆腔炎是宫颈和(或)阴道微生物上行至上生殖道的感染。在 20 世纪 70 年代前,盆腔炎被认为是淋病奈瑟球菌这种单因素的病原菌感染,随着腹膜穿刺术以及后续的腹腔镜检查和子宫内膜抽吸术的发展,从上生殖道取得样本,使得人们认识到盆腔炎是一种多样微生物感染的疾病,包括淋病奈瑟球菌,沙眼衣原体,生殖道支原体(尤其是 *M. genitalium*),需氧菌和厌氧菌组成了阴道内特殊的菌群,例如普雷沃菌、黑色革兰阴性厌氧菌棒、链球菌、阴道加德纳菌、大肠埃希菌、流感嗜血杆菌和需氧链球菌。Richard L. Sweet 实验室利用腹腔镜检查和(或)子宫内膜抽吸术获得上生殖道标本证明大约 2/3 的急性盆腔炎病例与淋病奈瑟氏球菌和(或)沙眼衣原体有关,慢性盆腔炎可能是阴道微生态菌群的紊乱导致的盆腔炎反复发作。研究发现许多与非淋球菌、非衣原体微生物相关的盆腔炎的感染是与细菌性阴道炎(BV)密切相关,阴道微生态的失衡表现为产生过氧化氢的乳酸杆菌减少,而阴道加德纳菌、普雷沃菌、活动弯曲杆菌属(*Mobiluncus sp.*),黑色革兰阴性厌氧菌棒、甲型溶血性链球菌(*alpha-hemolytic streptococci*)和支原体这些致病菌大量繁殖。大量文献报道了细菌性阴道炎和盆腔炎之间存在着密切的关系。通过腹腔镜检查收集盆腔炎患者的输卵管组织,然后采用 16s RNA 深度测序的方法检测微生态菌群,发现输卵管组织中存在与细菌性阴道炎相关的厌氧菌,可见阴道微生态菌群与盆腔炎发生相关。研究者同时发现在盆腔炎患者的子宫内膜标本中除了子宫内膜相关的性传播病原体如沙眼衣原体、生殖支原体、淋病奈瑟球菌外,通过 PCR 方法检测细菌性阴道炎相关细菌。上述的研究均证明盆腔炎患者的菌群均与阴道微生态菌群相关。虽然在盆腔炎的微生物病因多种多样,然而阴道乳酸杆菌作为优势菌的阴道微生态能够发挥一定的阻止盆腔炎发生发展的作用。

人类阴道是一种独特的存在,在健康状态下,阴道的特征主要是以菌群种类单一,主要以乳杆杆菌为优势菌群(生育年龄的妇女阴道中每克阴道分泌物 $10^7 \sim 10^9$),乳酸杆菌主要产生大量乳酸,从而使得阴道的 pH<4.5,pH 越低越能保护阴道免受细菌以及病毒的侵害。乳酸杆菌占优势的阴道微生态与阴道最上层细胞产生雌激素和糖原累积相关。除了乳酸,乳酸杆菌还产生具有抗菌作用的细菌素,黏附在阴道上皮上,从而排斥其他有害细菌,竞争性地利用营养物质从而抑制有害细菌的生长。同时阴道的角质层的生物学特点,是由松散的含有丰富糖原和天然防御介质的角质层细胞构成,是乳酸杆菌天然的合适生存环境。

淋病奈瑟菌和沙眼衣原体是最常见的盆腔炎的致病菌,然而随后的研究发现与细菌性阴道炎菌群紊乱密切相关的生殖支原体感染是盆腔炎发生的重要原因。人型支原体是 20 世纪 80 年代发现的与男性非淋菌性尿道炎有关,因为其难培养,因此其在女性生殖道感染发生中的作用尚未明确。近年来随着 PCR 技术的发展,研究者发现人型支原体与阴道炎、非淋菌性非衣原体性感染的盆腔炎密切相关。哈格蒂(Haggerty)等研究发现在 15% 的盆腔炎患者中存在人型支原体,并且发现人型支原体在盆腔炎患者中阳性的比例与沙眼衣原体和淋病奈瑟球菌比例差不多。最近的研究发现人型支原体在盆腔炎患者中均有多或少的表达基础。随后相关的数据表明人型支原体感染的急性期症状少于淋球菌感染者。一项人型支原体与盆腔炎的相关性研究发现人型支原体黏附于人输卵管上皮对输卵管上皮的损伤进而诱发盆腔炎的发生。

最近的研究发现,一些无症状感染的盆腔炎患者,主要以输卵管相关的不孕为首要就诊症状,可能主要是由于长期慢性无症状盆腔炎的反复发作导致不孕,相关证据表明无症状的盆腔炎主要的病原体与急性盆腔炎是类似的,如淋病奈瑟球菌、沙眼衣原体和细菌性阴道炎相关菌群紊乱。

二、阴道微生态影响盆腔炎的机制研究

盆腔炎对于育龄期妇女来说严重的后果主要是输卵管炎症后导致的宫外孕和不孕不育,从而对患者的生活质量以及夫妻关系造成严重的影响。因此,本节主要探讨淋病奈瑟球菌、沙眼衣原体以及阴道微生态对输卵管损伤的机制。

1. 淋病奈瑟球菌对输卵管炎的机制研究

淋病奈瑟球菌主要是感染妇女的宫颈,然而有 10%～20% 的患者下生殖

道感染上行至上生殖道感染,包括子宫内膜炎和输卵管炎,输卵管的炎症最终导致盆腔炎发生。淋病奈瑟球菌对输卵管的损伤主要是引起输卵管瘢痕性损伤、输卵管闭塞、损伤纤毛细胞使其死亡,从而导致宫外孕的风险增加、输卵管性不孕等严重的后果。另外,淋病奈瑟球菌感染后引起的组织损伤导致内部组织粘连,是造成慢性盆腔疼痛持续存在的重要因素。淋病奈瑟球菌对输卵管最致命性的伤害是纤毛上皮细胞的死亡,纤毛上皮细胞对于维持输卵管的功能具有重要的作用。输卵管上皮主要由输卵管上皮细胞和输卵管上皮细胞组成的纤毛柱状细胞和非纤毛分泌细胞。输卵管正常的功能是通过纤毛细胞被推动,细胞分泌,带动卵母细胞从卵巢向子宫方向移动。在整个月经周期中,输卵管生理性功能伴随着月经周期激素的变化包括雌激素分泌增多和孕酮变少。但是柔弱的输卵管上皮细胞层会受感染和炎症损伤,使得输卵管的纤毛大量减少,其质量亦受影响。纤毛上皮细胞对于生育具有极其重要的意义,损伤后导致宫外孕的风险增加,并可能造成输卵管性不孕。分子机制主要包括以下四个方面:

(1) 淋病奈瑟球菌对纤毛上皮细胞损伤主要由于脂多糖(LPS),缺乏重复 O 抗原的被称为脂寡糖抗原(lipooligosaccharide,LOS)。LOS 下调纤毛活力,LPS/LOS 信号通路通过真核生物的 sensor Toll-like receptor 4(TLR4)导致炎症反应的发生。同时淋病奈瑟球菌释放可溶性肽聚糖碎片(PG),PG 单体是由 N-乙酰胞壁酸和 NH3-乙酰氨基葡萄糖连接到 3~4 个氨基酸多肽链上的。用提纯的 PG 处理纤毛上皮细胞使细胞活力降低,严重的可导致死亡。PG 和 LOS 均能造成纤毛上皮细胞毒性死亡,并且它们之间具有协同作用。LOS 和 PG 被认为是病原体相关的模式分子(PAMPs),从而使机体对其产生程序性免疫反应。

(2) 细胞因子的作用:机体的第一个炎症反应是淋病奈瑟球菌感染后输卵管上皮细胞产生肿瘤坏死因子(TNF-α),进一步验证通过在体外培养的输卵管细胞中加入 TNF-α,发现 TNF-α 剂量依赖性地抑制纤毛细胞的活力,从而进一步使得纤毛细胞程序性死亡,最终使得纤毛细胞的纤毛全部脱落。在纤毛细胞中 TNF-α 分泌越多,纤毛细胞的活力越低。亦有研究发现白细胞介素-1(IL-1)在宿主应答的免疫反应中发挥着重要的作用。IL-1 也是重要的细胞因子,能够引起输卵管上皮细胞损伤。淋病奈瑟球菌感染后能够引起多种细胞因子和趋化因子的转录,如在 HeLa 上皮细胞中能够诱导NF-κB 信号通路的活化。而在培养的输卵管上皮细胞中,TNFα、IL-1β、

IL-6、MCP-1MIP-1β、GM-CSF 这些细胞因子和趋化因子均诱导上调表达,并且在不同的时限细胞因子的表达丰度不一致。

(3) NO 的作用:NO 是另外一种重要的炎症反应的组成部分,NO 是由 nitric oxide synthase(iNOS)合成产生的,用淋病奈瑟球菌感染输卵管上皮细胞后,与对照组非感染相比,iNOS 的转录提高 35 倍。在培养的组织中,加入 iNOS 的抑制剂能够减轻细胞的损伤,提示 NO 信号通路在输卵管炎中发挥着重要的作用。

(4) MMPs 的作用:基质金属蛋白酶(matrix metalloproteinases,MMPs)是一种酶,它的功能是降解细胞外基质,减弱细胞之间的联系(包括免疫细胞浸润),激活细胞因子和生长因子。许多细菌以及相关细菌产物(包括 PG 和 LPS)均被认为能够产生多种 MMPs(包括 MMP1,2,3,7,9,10 和 11),因此组织会因这种级联反应而遭受更严重的损伤。

2. 沙眼衣原体对输卵管炎的机制研究

沙眼衣原体的上行感染导致盆腔炎发生,相关研究发现,40%的宫外孕患者中检测到沙眼衣原体,而在 60%的输卵管相关不孕患者体内均能检测到沙眼衣原体。沙眼衣原体感染上生殖道后,机体启动免疫系统,细胞因子和化学趋化因子被释放出来,并且免疫系统表现为以 Th1 型细胞免疫反应为主,免疫反应表现为双重特征,一方面发挥保护机体免受沙眼衣原体进一步的感染加剧;另一方面炎症因子导致了组织损伤,主要表现为浆细胞和多形核白细胞造成的炎症浸润和局部组织损伤。沙眼衣原体致病的分子机制主要与沙眼衣原体外膜上的热休克蛋白 60 和脂多糖有关,而外膜蛋白可能作为抗原诱导迟发型变态反应发生。这些分子机制造成输卵管损伤,发展成盆腔炎。

3. 阴道微生态人型支原体对输卵管炎的机制研究

盆腔炎除了由淋病奈瑟球菌和沙眼衣原体引起外,一些学者期望找到盆腔炎的输卵管中存在其他的细菌。从急性输卵管炎患者中能找到人型支原体,随后能从相同患者中分离出针对人型支原体的抗体,证明人型支原体和输卵管感染密切相关。而人型支原体与细菌性阴道炎是密切相关的,人型支原体存在于 1/3 的细菌性阴道炎患者和 10%的正常育龄期妇女体内。其能够从阴道上行至输卵管,在轻度输卵管炎患者中人型支原体的 DNA 能够直接从输卵管和子宫内膜中找到。通过人型支原体的粘连蛋白 MgPa 黏附于输卵管最上层细胞,从而引起输卵管炎。人型支原体破坏输卵管的纤毛细胞,但是人型支原体并不像淋病奈瑟球菌和沙眼衣原体直接造成组织的破坏,但是如果不积极的治疗,也会发展为对输卵管的严重损伤。人型支原体并不引起输卵管上皮细胞的形态学变化,而主要引起纤毛的形态学变化,在培养的细胞感染人型支原体5天后,纤毛肿胀,直至从上皮细胞上脱落,在培养的细胞中预先加入人型支原体能够阻止纤毛脱落,其机制可能是抑制了 MgPa 蛋白的黏附作用。因此,我们认为阴道微生态相关的人型支原体引起的盆腔炎机制依赖于 MgPa 蛋白的黏附作用。

4. 阴道微生态乳酸杆菌抑制盆腔炎发生的机制研究

20 世纪 70 年代研究者首先发现厌氧菌和盆腔炎的发生相关,随后的研究发现细菌性阴道炎和盆腔炎也存在着一定的关系。Mitchel 等发现子宫内膜也被细菌占据,这些细菌具有阴道微生态菌群的典型特征,如乳酸杆菌和阴道加德纳菌,但和阴道微生物菌群种类可能存在一定的差异,另外细菌性阴道炎相关的细菌被发现存在于盆腔炎患者的子宫内膜中,提示阴道微生态菌群在盆腔炎的发生、发展中起了一定的作用。阴道乳酸杆菌的存在能够阻止盆腔炎的发生,而阴道加德纳菌等的过度繁殖会导致盆腔炎进展。因此调节阴道的微生态菌群有助于控制阴道炎发生,从而阻止有害菌上行至上生殖道引起盆腔炎发生。乳酸杆菌抑制生殖系统炎症的主要机制包括改变阴道的pH、产生过氧化物酶、产生细菌素、免疫调节等。

(1) 研究表明乳酸杆菌通过糖蛋白和碳水化合物黏附于阴道的上皮细胞,从而抑制其他有害菌的生长,发挥抑制生殖道感染的作用。

(2) 乳酸杆菌激活过氧化物酶系统,在过氧化物酶和卤化物存在的情况下乳酸杆菌产生 H_2O_2。H_2O_2 对于致病性的细菌、病毒、真菌具有一定的毒性作用,同时过氧化物酶使用 H_2O_2 氧化卤化物,形成对有害病原微生物具有潜在毒性的低盐酸或卤素,从而抑制生殖道感染。

(3) 乳酸杆菌通过产生乳酸和脂肪酸一些代谢产物改变阴道的酸碱度,并且体外的相关实验发现乳酸杆菌的过度生长能够干扰一些阴道病原菌的生长如白念珠菌、大肠埃希菌、阴道加德纳菌、活动弯曲杆菌属。在 pH4.5 时乳酸具有一定的杀菌作用,并且能够抑制生殖道内其他细菌的生长,而且 pH 越低越能够放大乳酸的抗菌活性。

(4) 乳酸杆菌产生细菌素、细菌素样物质和生物表面活性剂:① 细菌素是由乳酸杆菌合成分泌的一种蛋白质,它能够抑制其他有害菌的生长,有利于阴道微生态的平衡,减少生殖道感染的发生。② 细菌素样物质是具有比细菌素更加广谱的生物活性,主要是由乳酸杆菌产生的,能够抑制革兰阳性菌、革兰阴性菌、真菌的生长,并且能够抑制大肠埃希菌和肠球菌的生长。③ 生物表面活性剂也是有乳酸杆菌产生,有助于吸收不溶解于水的底物,具有抗生素的活性,能够抑制细菌的生长,同时具有黏附作用,黏附大肠埃希菌的亲水性和疏水性底物,从而抑制细菌生长。

(5) 乳酸杆菌具有一定的免疫调节特性,在培养的子宫颈阴道上皮细胞中,乳酸杆菌通过诱导 TLR4 诱导炎症反应,上调 IL-1RA 的表达,且在乳酸存在的情况下,其诱导炎症的能力更明显,从而抑制有害菌引起的生殖道感染。

三、阴道微生态在盆腔炎诊断中的应用

盆腔炎的临床特征复杂,需要临床医生早期识别和早期诊断,才能有效治疗,从而提高治疗效果,防止慢性盆腔炎的反复发作,本节主要探讨盆腔炎的临床诊断、分子诊断以及阴道微生态方面的诊断手段。

(1) 在临床就诊的性活跃女性及其他患性传播疾病危险患者中,进行妇科检查发现子宫触痛、附件触痛或子宫颈举痛的体征,而无其他明确疾病,需要考虑盆腔炎,早期进行经验性治疗能够提高治疗效果。

(2) 除了上述的妇科查体体征外,尚需完善相关病原学诊断的特异性,如① 发热:体温＞38.3 ℃;② 阴道检查:阴道或宫颈存在黏液脓性分泌物;③ 阴道分泌物检查:盐水湿片镜检发现白细胞或是脓细胞等;④ 血液学检查:红细胞沉降率增快,C 反应蛋白升高;⑤ 特异性病原体培养:淋病奈瑟球菌、沙眼衣原体阳性或其他病原体阳性;⑥ 多数 PID 患者宫颈黏液脓性分泌物或阴道分泌物盐水湿片镜检发现白细胞,如果宫颈分泌物正常且阴道分泌物湿片未发现白细胞,通常可排除盆腔炎,考虑其他原因引起的疼痛。另外,通过阴道分泌物湿片检查可发现并发的感染,如细菌性阴道病和滴虫病。

(3) 盆腔炎的特异性诊断标准:① 子宫内膜活检:子宫内膜炎的组织学证据;② 经阴道超声检查或磁共振显像:输卵管壁增厚、管腔积液、合并或不合并盆腔积液或输卵管卵巢脓肿;③ 腹腔镜检查:有符合盆腔炎的异常发现,虽然腹腔镜检查是盆腔炎诊断的金标准,但是其敏感性依赖于盆腔炎的严重程度。

(4) 下生殖道感染有助于盆腔炎的病原学诊断:有效治疗下生殖道感染,可抑制盆腔炎的发生,因此检测下阴道的微生态菌群可能能够预测或阻止盆

腔炎发生。目前阴道微生态菌群的诊断包括微生物形态学和微生物培养等，但是由于微生物菌群的多样性使得通过形态学和培养明确细菌种类具有一定的局限性，因此最新的实验技术主要为宏基因组学技术。该技术有利于发现目前尚未明确的菌群，发现其新的功能，为阴道微生态的发展提供有力的技术支持。

① 基因测序：从传统的第一代基因测序发展到第二代、第三代以及第四代基因甚至全基因组测序。

② DNA 探针（probe）：是通过运用 16s rDNA 种属特异性的探针与 PCR 产物杂交获得微生物组成信息的技术，通过此方法可获得阴道微生态中目前尚未鉴定的细菌种类。

③ 基因芯片技术（gene-chip）：又称 DNA 芯片，其属于生物芯片当中的一种。可用于检测 16s rRNA、23s rRNA、16S‐23s rRNA 基因间隔区的目的基因，并进行种属信息较为准确和全面的定量和定性分析。

④ 实时荧光定量 PCR 技术（real-time quantitative polymerase chain reaction，qPCR）：是在传统 PCR 技术的基础上发展起来的新兴核酸定量技术。此技术具有较高的灵敏度和精确度且安全省时，与常规 PCR 技术相比不仅在检测细菌遗传物质时不需要活的病原体，而且可以很好地满足对初始模板进行绝对定量的需求。

⑤ 变性/温度梯度凝胶电泳（denaturing/temperature gradient gel electrophoresis，DGGE/TGGE）：根据 DNA 片段的特殊解链特性，即在不同浓度/温度的变性剂中解链行为不同的特点，将相同长度但碱基组成不同的 DNA 片段区分开来的指纹图谱技术。

四、盆腔炎治疗及阴道微生态的作用

盆腔炎的治疗目标包括短期的临床症状治愈、微生物治愈，以及一个长久的不良结局的预防。虽然目前盆腔炎的发生率较前呈下降趋势，然而与盆腔炎相关的不良结局包括不育、异位妊娠和慢性盆腔疼痛存在的比例仍然很高。急性期的抗生素药物治疗方法只能是对于临床治愈和微生物治愈，却不能改善盆腔炎的远期不良预后的结局、包括不育、异位妊娠和慢性盆腔疼痛。85％的急性盆腔炎患者不需要外科手术治疗，而 15％的盆腔炎尚可能需要手术治疗，另外急性盆腔炎可能存在 1％的死亡率，抗生素的使用提高了盆腔炎的临床预后，使死亡率明显降低。虽然盆腔炎治疗预后在提高，然而盆腔炎相关的不孕不育率却在上升,这是我们需要关注的问题。因此盆腔炎的治疗主要包括急性期的抗感染药物和临床跟踪随访、性伴侣的治疗。由于阴道微生态环境的改变在盆腔炎的发生和预后中发挥了一定的作用,因此对于阴道微环境的改善还可能对盆腔炎的慢性发作和治疗起到一定的作用。

（1）由于盆腔炎的主要致病菌是淋病奈瑟球菌和沙眼衣原体,因此治疗盆腔炎所选择的抗生素必须同时对淋病奈瑟球菌和沙眼衣原体感染有效。注射抗生素治疗后 24～48 h 症状改善的,需考虑转为口服药治疗。输卵管卵巢脓肿患者最少住院观察 24 h。

（2）静脉抗生素治疗严重盆腔炎方案推荐选择:

方案 A:① 头孢替坦 2 g,静脉滴注,q12h,联合多西环素 100 mg,口服或静脉注射,q12h;② 头孢西丁 2 g,静脉滴注,q6h,联合多西环素 100 mg,口服或静脉注射;待上述治疗至病情改善 24 h 以上,之后继用多西环素,100 mg,口服,bid,至 14 日。

方案 B:克林霉素 900 mg,静脉滴注,q8h;加庆大霉素 2 mg/kg(负荷量),静脉滴注或肌内注射,之后以 1.5 mg/kg,静脉滴注或肌内注射,q8h,或庆大霉素 3～5 mg/kg 每日 1 次;治疗应持续到临床病情改善 24 h 以上,之后继用多西环素 100 mg,口服,bid,至 14 日,或克林霉素 450 mg,口服,q6h,至 14 日。

（3）输卵管卵巢脓肿患者应加用克林霉素或甲硝唑。替代方案:阿莫西林/舒巴坦 3 g 静脉滴注,q6h;加多西环素 100 mg,口服或静脉滴注,bid。治疗应持续到临床病情改善 24 h 以上,之后强力霉素,100 mg,口服,bid,至 14 日。输卵管卵巢脓肿患者,氨苄霉素/舒巴坦林联合多西环素对沙眼衣原体、淋病奈瑟球菌和厌氧菌有明显作用。

（4）肌内注射/口服抗生素治疗轻-中度盆腔炎(注射抗生素治疗和口服抗生素治疗的效果相似)。推荐方案:头孢曲松 250 mg,单次肌内注射;加强力霉素 100 mg,口服,bid,共 14 日;加或不加甲硝唑 500 mg,口服,bid,共 14 日。或头孢西丁 2 g,单次肌内注射;加丙磺舒 1 g,单次 口服;加强力霉素 100 mg,口服,bid,共 14 日;加或不加甲硝唑 500 mg,口服,bid,共 14 日。或其他三代头孢如头孢噻肟或头孢唑肟多西环素 100 mg,口服,bid,共 14 日;加或不加甲硝唑 500 mg,口服,bid,共 14 日。以上治疗方案均能很好地覆盖盆腔炎的病原体,头孢西丁抗厌氧菌效果较头孢曲松好,与丙磺舒和多西环素合用短期有效性好。头孢曲松对淋病奈瑟球菌效果好。口服或肌内注射用药 72 h 后无症状改善患者需改为静脉注射或重新考虑诊断。

（5）随诊：门诊治疗 3 d 后，患者出现退热、腹部压痛减轻、子宫及其附件触痛，以及宫颈举痛减轻等临床症状改善，假如无明显临床症状改善，则需要住院或外科处理。无论患者的性伴接受或是未接受治疗，患者在治疗后 3 个月内都必须复查沙眼衣原体或淋病奈瑟球菌。如果 3 个月内不能完成随访，必须在 12 个月内复查沙眼衣原体或淋病奈瑟球菌。

所有诊断为盆腔炎的患者均应检查 HIV。

（6）性伴处理：由于淋病或沙眼衣原体感染的男性一般无明显症状，因此盆腔炎患者出现症状前 60 d 内接触过的性伴需要进行相关检查和治疗。假如最后一次性行为超过 60 d，则需要检查最后接触的性伴。不管患者的性伴监测的结果如何，均应按照淋病及沙眼衣原体感染进行经验治疗。即使在仅给女性患者治疗的机构，也应安排对盆腔炎患者性伴诊治或将盆腔炎患者性伴转诊治疗。

治疗期间禁止性生活。

（7）阴道微生态的有益菌主要是乳酸杆菌，能够发挥有效地抑制有害菌的生长，从而使阴道微生态保持在正常菌群的环境中，阴道乳酸杆菌能够产生过氧化氢，降低阴道的 pH，控制阴道菌群，提高机体的免疫功能，调节阴道的酸碱平衡，恢复阴道的微生态环境；因此考虑在盆腔炎急性期治愈后予以相关的乳酸杆菌的微生态制剂，能够调节阴道菌群，从而阻止阴道有害菌群上升至上生殖道引起盆腔炎复发。同时微生态制剂对于维持阴道微生态环境和防止尿路感染、细菌性阴道病、念珠菌性阴道炎和性病都有很重要的作用。

第四节 阴道微生态与性传播疾病

性传播疾病（STDs）是通过不同途径产生性接触，包括夫妻间正常性接触，也包括不正常的、同性等形式性接触引起的传染性疾病的总称，主要包括艾滋病、梅毒、淋病、生殖道沙眼衣原体感染、尖锐湿疣、生殖器疱疹。全世界每天约有 100 万人以上感染性传播疾病，其具有发病率高、传染性强及社会危害大等特点，迫切需要防治。人类免疫缺陷病毒（HIV）和沙眼衣原体感染是全世界性传播疾病最常见的原因，大多数感染无症状，未经治疗会导致严重的生殖道后遗症，例如子宫颈癌和不育症。目前研究表明阴道微生态与艾滋病及生殖道衣原体感染具有密切关系。

一、阴道微生态与艾滋病的关系

1. 阴道微生态失衡可增加艾滋病易感性

截至目前,全球约有 4 000 万人感染了人类免疫缺陷病毒,每年新增感染人数约 130 万,艾滋病仍然是一个重大的全球公共卫生问题。HIV 的传播方式包括性接触传播、血液传播、母婴传播三大传播方式,其中性传播最为常见。研究发现女性阴道微生物群是女性感染的主要部位,同时也是影响 HIV 易感性的关键生物学因素。女性阴道微生物组包括寄生于人类阴道内的细菌、原生动物、病毒和真菌,可促进疾病的发生,如沙眼衣原体、淋病奈瑟球菌、阴道毛滴虫、人类乳头瘤病毒和单纯疱疹病毒、念珠菌属等。阴道菌群的组成影响 HIV 易感性。在南非的夸祖鲁-纳塔尔省,年轻女性的 HIV 感染率极高。由南非艾滋病研究中心主导,在 66% 的 30 岁女性均感染 HIV 的地区进行实验,研究发现使用包含替诺福韦的阴道凝胶进行暴露前预防(pre-exposure prophylaxis,PrEP)仅仅可降低女性 44% 感染风险。PrEP 是指没有感染艾滋病毒的人群通过服用一些特殊的药物,来降低由于高危行为而感染的风险,从而达到预防艾滋的目的。而接受 PrEP 试验后,仍然感染 HIV 的该省女性的阴道菌群与未感染 HIV 的女性相比,乳杆菌显著减少。有实验提示,阴道微生态的失衡导致更容易感染 HIV,阴道微生态失衡导致炎症给阴道黏膜表层带来了更多的 HIV 靶细胞——CD4 白细胞,而替诺福韦凝胶仅仅保护了 18% 阴道菌群少于 50% 乳杆菌的女性,当乳杆菌比率超过 50% 时,其保护有效率可增至 61%。此外,阴道微生态失衡导致乳杆菌不足时,加德纳菌增长迅速,药效也降低 50%。

2. 阴道微生态失衡可增加艾滋病的传播性

HIV-1 起源于中非,扩散到海地、欧洲、北美及全世界,它选择性地侵犯 $CD4^+T$ 淋巴细胞和单核巨噬细胞亚群,也能感染 B 细胞、小神经胶质细胞及骨髓干细胞,是引起获得性免疫缺陷综合征的主要毒株。电镜下观察 HIV-1 呈圆形颗粒,直径约 110 nm。病毒外膜由两层类脂组成,是新形成的病毒从人的细胞芽生至细胞外时形成,既有病毒蛋白成分,也含有宿主细胞膜的蛋白质。锚定在外膜上的外膜糖蛋白(ENV)由三分子的球状物 GP120 和三分子的主干 GP41 组成,GP120 呈球形突出于病毒包膜之外,GP41 与 GP120 相连,另一端贯穿病毒包膜。包膜内是呈钝头圆锥形的核,位于中央,核壳蛋白是 P24。核内含两条完全相同的单链病毒 RNA 链、MG2 依赖性反转录酶、整合酶和蛋白酶等成分。在病毒的外膜和核壳之间,有一基质蛋白 P18。HIV-1病毒基因组长约 10 kB,两端各有一个称为长末端重复的 RNA 序列,长约634 BP。LTR 含调控 HIV 基因表达的 DNA 序列,可控制新病毒产生,能被宿主细胞或 HIV 的蛋白所触发。HIV-1 病毒基因组还含有 3 个结构基因和 6 个调节基因。游离的 HIV-1 遇到 CD4 细胞时,1 个以上的 HIV-1 的包膜糖蛋白(GP120)与靶细胞表面的 CD4 分子紧紧结合,导致 GP120 分子内部的构象发生变化,使 GP120 同时与靶细胞表面的辅助受体结合。该受体又分为 CC 系统,如 CCR2、CCR5 等,以及 CXC 系统,如 CXCR4,通常,GP120与 CCR5 结合感染巨噬细胞,与 CXCR4 结合感染 T 细胞。继而,在 GP41 的参与下,HIV 的外膜与靶细胞膜发生膜的融合。研究发现,阴道细菌微环境可能影响生殖器 HIV-1 的排出,从而可能增加 HIV-1 性传播的风险。阴道微生态失衡在促进 HIV-1 脱落中起着重要作用。阴道微生态失衡导致相关炎症的感染,包括淋病、衣原体感染、酵母菌感染和疱疹病毒感染,与生殖器 HIV-1RNA-32、HIV-1RNA-33 和 DNA34 脱落率的增加有关,而这些感染的治疗与生殖器分泌物中 HIV-1 检测的减少有关。目前阴道微生态的优势菌群是乳杆菌。乳杆菌具有抗炎特性,与减少 HIV-1 生殖器脱落有关。相反,阴道微生物群异常的女性体内的炎性细胞因子和生殖器 HIV-1的脱落率更高。此外,最新研究发现酵母阴道炎与 HIV-1RNA 脱落显著相关。通常情况下,酵母菌在阴道内的过度生长与显著的炎症有关,后者可能通过增加血浆病毒的转移或激活 NF-jB 来增加整合 HIV-1 原病毒的转录,从而介导 HIV-1RNA 的脱落。总之,阴道微生态失衡可通过多种菌种、多种途径增加艾滋病的传播性。

3. 阴道微生态失衡提高 BV 共感染概率,诱发艾滋病

细菌性阴道病(BV)是一种非炎症性多菌综合征,这是一种以阴道微生物群变化为特征的情况或综合征,产生过氧化氢的乳酸菌被好氧和厌氧细菌的过度生长所取代,从而破坏了阴道的生态平衡。BV 的患病率在妇科和产科实践中从 10%到 25%不等,在性传播疾病(STD)临床人群中高达 85%。BV与晚期流产、自发性胎膜破裂、绒毛膜羊膜炎、早产及相关新生儿并发症等不良产科后遗症密切相关。正常阴道菌群的酸性环境可抑制潜在致病性生物的定植,而 BV 存在时的碱性环境可促进性传播因子的生长。BV 与 HIV 的相关性以及 BV 存在时增加 HIV 传播和获得的可能机制已被证实。BV 可能

有助于艾滋病病毒感染妇女的生殖道脱落,也可能增加妇女从受感染的性伴处获得艾滋病病毒和其他性传播疾病的风险。

BV和性传播感染可通过若干机制增加艾滋病病毒获得和传播的风险。首先,在阴道内产生过氧化氢的乳酸菌的存在导致了更酸性的环境,这不仅对 BV 相关菌群有抑制作用,而且对 HIV 病毒也有较强的抑制作用。较低的阴道 pH 可能会阻碍 CD4 淋巴细胞的产生,从而降低 HIV 的靶点作用,而较高的碱性 pH 与 BV 相关,可能会提高艾滋病病毒在人体的存活率。其次,BV 相关的微生物,尤其是 *M. hominis*,能够增加可溶性 HIV 诱导因子的活性,从而增加 HIV-1 的表达。通常在 BV 中可分离出生殖道感染阴道支原体,其可以刺激 HIV-1 的产生和增加性传播的可能性。此外,生殖道 HIV 的载量与 BV 存在呈正相关,与 BV 缺失呈负相关。也就是说 BV 可能是 HIV 感染传播的独立危险因素或辅助因素。

二、阴道微生态与沙眼衣原体的关系

阴道菌群簇与性传播疾病密切相关,沙眼衣原体是最普遍的性传播疾病,根据世界卫生组织(WHO)的估计,每年分别发生约 1.31 亿沙眼衣原体(*C. trachomatis*)的新病例。沙眼衣原体感染有年龄较小、性伴侣数量较多的危险因素。沙眼衣原体的感染可能会导致盆腔炎、宫颈炎、异位妊娠及不孕。此外,沙眼衣原体在大约 80% 的女性中形成无症状感染,因此,导致未被识别和治疗,从而持续感染并在人群中继续传播。众多前瞻性队列研究揭示阴道菌群与性传播疾病有关。使用 Nugent 评分,发现 BV 得分高的人群患有沙眼衣原体的风险显著增长 1.5~3 倍。此外有研究选取 93 名与沙眼衣原体阳性的性伴侣接触过的女性,分析其宫颈-阴道菌群组成,测定 16s rRNA 的 V3/V4 区,鉴定出 3 个主要的宫颈-阴道菌群簇:卷曲乳杆菌、惰性乳杆菌及多样化的厌氧细菌。结果显示,宫颈-阴道菌群组成与沙眼衣原体感染显著相关。而在与沙眼衣原体阳性的性伴侣接触过的女性中,惰性乳杆菌或多样化的厌氧细菌在阴道菌群中占优势地位的女性,则更易感染沙眼衣原体。而有研究进一步提示,卷曲乳杆菌抑制沙眼衣原体原生小体的体外感染性。乳杆菌属可强烈抑制沙眼衣原体的感染性。其中卷曲乳杆菌的抑制效果最好,消耗以葡萄糖为代表的碳酸盐源,以产生乳酸使阴道环境酸化。也有研究发现,卷曲乳杆菌通过降低基质金属蛋白酶的基因表达诱发低 L/D 乳酸比率来保持宫颈屏障作用,预防性传播疾病并抑制沙眼衣原体对上皮细胞的黏附作用。另一方面,体外研究及基因组分析提示,惰性乳杆菌不能产生 D 乳酸,而且惰性乳杆菌碳水化合物代谢为琥珀酸盐和短链脂肪酸,导致 pH>4.5。总而言之,阴道微生态的失衡导致了沙眼衣原体的感染增加。

三、阴道微生态在性传播疾病治疗中的应用

1. 艾滋病治疗

目前艾滋病的治疗主要包括两大类,一种是针对机会性感染的治疗,另一种是抗反转录病毒的治疗。其中机会性感染主要包括肺孢子菌肺炎、结核病、非结核分枝杆菌感染、巨细胞病毒感染、单纯疱疹和水痘带状疱疹病毒感染、弓形虫脑病及真菌感染。机会性感染的治疗主要是对症治疗和消除相关感染源,降低继发性感染。抗反转录病毒治疗则是为了降低 HIV 感染的发病率和病死率,减少非艾滋病相关疾病的发病率和致死率,使患者获得正常的期望寿命,提高生活质量;最大限度地抑制病毒复制使病毒载量低至检测下限并减少病毒变异;重建或者改善免疫功能;减少异常的免疫激活;减少 HIV 的传播、预防母婴传播。

阴道微生物组的组成已被证明对一些抗反转录病毒药物的疗效有直接影响,这些药物可用于 HIV 预防的暴露前预防,特别是那些经阴道给药的药物。在一项研究中,与以乳酸菌为主的微生物群相比,外用替诺福韦凝胶对 BV 相关细菌的艾滋病病毒的有效性显著降低。研究发现,与只有微小变化的乳酸菌相比,替诺福韦浓度在体外培养的阴道菌(最常见的女性非乳酸菌菌群)中 4 h 内显著减少(>50%)。此外,随着替诺福韦浓度的下降,替诺福韦的代谢物腺嘌呤,在加德纳菌培养中逐渐增加,表明这一 BV 相关的代谢物正在代谢替诺福韦。此外,Dapivirine 是在阴道环内用于艾滋病预防的抗反转录病毒药物,也被证明受到 BV 相关细菌的影响,其机制与替诺福韦不同,Dapivirine 不需要细胞内修饰,因此它的药动学不受 BV 生物的干扰。相反,阴道加德纳菌似乎不可逆地与 Dapivirine 结合,从而降低了药物浓度。最近的研究发现替诺福韦的前药阿莱美奈德并没有被 BV 相关细菌代谢,这表明替诺福韦可能是一种更适合 BV 患者使用的抗反转录病毒药物。随着新技术的应用扩大了研究阴道生态系统中微生物与宿主相互作用的能力,这些工具可以更广泛地应用于其他黏膜生态系统,包括直肠黏膜环境。随着新一代测序技术的出现,极大地提高了我们对人类微生物群落多样性和复杂性的认识。到目前为止,对阴道微生物组的大多数研究都采用了高通量测序,其通

过靶向细菌标记基因,如 16s rRNA 或伴侣蛋白 60(cpn60)基因。除了提供对阴道微生物群落的更全面的调查,16s rRNA 基因测序已经在梭状芽孢杆菌目中识别出以前未被识别的 BV 相关细菌 BVAB1、BVAB2 和 BVAB3,利用 cpn60 测序对不同 *G. vaginalis* 亚群进行了分析,这些亚群对 BV 可能具有不同的临床和病理相关性。未来可针对相关阴道微生态菌种进行进一步的针对性治疗以降低艾滋病的易感性和传染性。

2. 沙眼衣原体治疗

(1) 一般原则:早期诊断,早期治疗,及时、足量、规则用药。根据不同的病情采用相应的治疗方案。所有患者应做 HIV 和梅毒咨询与检测。性伴侣应该同时接受治疗。治疗后随访。

(2) 治疗方案:① 四环素类:如多西环素 100 mg,bid,连服 7 日;米诺环素 0.1 g,bid,连服 7~10 日;② 大环内酯类:主要有阿奇霉素1 g,单次顿服;克拉霉素 0.25 g,bid,连服 7~10 日;红霉素 500 mg,q6h,连服 7 日;③ 氟喹诺酮类:主要有氧氟沙星 300 mg,bid,连服 7 日;左氧氟沙星 500 mg,qd,连服 7 日;莫西沙星 400 mg,qd,连服 7 日。

(3) 随访:患者以规定方案治疗后,有下列情况时考虑做微生物学随访:① 症状持续存在;② 怀疑再感染;③ 怀疑未依从治疗;④ 无症状感染;⑤ 红霉素治疗后。判愈试验时间安排:抗原检测试验为疗程结束后 2 周,核酸扩增试验为疗程结束后 4 周。对于女性患者,建议在治疗后 3~4 个月再次进行沙眼衣原体检测,以发现可能的再感染,防止盆腔炎或其他并发症发生。

(4) 性伴侣处理:在患者出现症状或确诊前 2 个月内的所有性伴均应接受检查和治疗。患者及其性伴在完成疗程前应避免性行为。

(5) 微生态制剂:微生态治疗方法和药物主要用于重建被抗菌治疗破坏的有益的乳杆菌群,是抗菌治疗的重要补充。对于无明显炎症的阴道菌群失调性疾病,甚至可以直接用益生菌制剂向阴道补充外源性乳酸菌,或用阴道益生元如蔗糖凝胶促进阴道内源性乳杆菌生长,达到治愈或预防相关疾病的目的。单纯使用抗生素在杀死致病菌的同时,也破坏了部分阴道的优势乳酸杆菌,忽视了女性生殖道微生态菌群平衡。微生态调节剂具有安全、无毒副作用的特点,通过调节失衡的微生态增强自身局部的免疫力对抗病原体的增殖,有助于缓解抗生素滥用和沙眼衣原体的反复发作。

第五节 阴道微生态与其他感染性疾病

除阴道炎、宫颈炎、盆腔炎及性传播疾病外,阴道微生态还与其他相关生殖道感染性疾病有关,主要包括人乳头瘤病毒(HPV)感染和 B 族链球菌(GBS)感染。人乳头瘤病毒是指生殖道感染 HPV 的病毒,最常见的型别即16、18、6、11 型。HPV6 和 HPV11 型经常感染外阴、肛门、阴道等部位,属于低危型别,湿疣或宫颈上皮内低度病变妇女中多常见,与宫颈浸润癌无明显关联;而 HPV16 和 HPV18 型则属于高危型别。GBS,通常寄居于阴道和直肠,它是一种机会致病菌,一般正常健康人群感染 GBS 并不致病。据统计10%～30%的孕妇有感染 GBS,其中 40%～70%在分娩过程中会传递给新生儿。如果新生儿带了这种菌,有 1%～3%会出现早期侵入性感染,其中有 5%会导致死亡。目前研究表明,阴道微生态失衡与 HPV 及 GBS 感染具有密切关系。

一、阴道微生态失衡与 HPV 感染的关系

乳头瘤病毒属于乳多空病毒科的乳头瘤病毒属,它包括多种动物的乳头瘤病毒和 HPV。人乳头瘤病毒能引起人类皮肤和黏膜的多种良性乳头状瘤或疣,某些型别感染还具潜在的致癌性。人乳头瘤病毒是一种小的 DNA 病毒,直径 45～55 nm,衣壳呈二十面体立体对称,含 72 个壳微粒,没有囊膜,完整的病毒颗粒在氯化铯中浮密度为 1.34 g/ml,在密度梯度离心时易与无DNA 的空壳(密度 1.29 g/ml)分开。人乳头瘤病毒主要通过直接或间接接触污染物品或性传播感染人类。病毒侵入人体后,停留于感染部位的皮肤和黏膜中,不产生病毒血症。正常女性阴道及宫颈表面覆盖着丰富的微生物菌群,其数量及构成维持着动态平衡,当其受 pH 改变、雌激素减退、外来致病性微生物增加或机体免疫功能降低等因素的影响导致微生态失衡,表现为阴道内菌群结构、数量等发生改变,可能会增加宫颈高危 HPV 感染及 CIN 发生发展风险。

1. 阴道乳酸杆菌减少可提高 HPV 的感染

正常的阴道菌群以乳酸杆菌为主,不同的因素(激素水平、冲洗、性行为、细菌相互作用、宿主防御等)会降低阴道乳酸杆菌的数量。阴道内的乳酸杆

菌的数量及比例的减少与宫颈 HPV 感染及 CIN 的发生具有一定相关性。研究发现,随着宫颈癌变的严重程度增高,阴道内乳酸杆菌的优势度呈降低趋势。当宫颈阴道微生物群中含有丽蝇属和棕榈藻属,同时缺乏乳酸杆菌时,更可能与 HPV58 的感染相关。阴道乳酸杆菌减少和菌群失调可能与高危 HPV 感染密切相关。此外,增加乳酸杆菌含量,提高阴道清洁度,可降低高危 HPV 的感染率。对于进行 LEEP 手术(loop electrosurgical excision procedure,宫颈环形电切术)的妇女,与治疗前相比,术后 6 个月和 12 个月阴道内非乳酸杆菌种类减少,乳酸杆菌有增加趋势且 CIN 患者宫颈微生物菌更为多样。

2. 细菌性阴道病发生与 HPV 感染密切相关

女性阴道微生态菌群失调常导致细菌性阴道病,它是由于阴道内产生过氧化氢的乳酸杆菌数量减少,与此同时,其他菌群如加德纳菌、厌氧菌等大量繁殖,进而导致正常菌群失调所致的一种混合感染。关于 BV 与 HPV 感染及 CIN 之间的相关性,目前大多数研究倾向于认为它们具有一定的相关性。对 707 名 HPV 阳性患者进行研究发现持续性高危 HPV 感染组的 BV 患病率为 11.2%,而 HPV 清除组的 BV 患病率显著低于 5.0%,具有统计学差异,与没有 BV 的女性相比,BV 患者的 HPV 清除率下降。这证明细菌性阴道病有可能利于 HPV 感染的持续存在。同时,通过对 121 名宫颈癌患者肿瘤活组织检查中的 16s rRNA 进行微生物组分析,结果显示肿瘤内微生物群可能通过诱导免疫反应因子促进宫颈癌的发生,并证明普氏菌上调了一种众所周知的人类癌症驱动因子——溶酶体相关膜蛋白 3,该作用与宫颈癌的发生有关。此外,最新研究发现普氏菌与宫颈 HPV 感染,特别是高危 HPV 感染具有明确的相关性。CIN Ⅲ 病变患者中存在着阴道奇异菌属和阴道加德纳菌的富集。总而言之,阴道微生态失衡导致阴道菌种结构复杂性和多样性明显,短普雷沃菌、阴道加德纳菌和犬布鲁氏菌的长期存在,与阴道内 HPV 持续感染、进展至高级别 CIN 病变呈密切相关。

二、阴道微生态与 GBS 感染的关系

1938 年 Fry 首次报告 3 例感染 B 族链球菌引起产后心内膜炎的死亡,证实 B 族链球菌为人类的致病菌。GBS 为革兰阳性菌的常见类型之一,正常寄居于阴道和直肠,一般健康人群感染 GBS 并不致病,妊娠期由于生理激素发生变化,阴道微生态构成随之改变,同时阴道前庭腺体和阴道分泌物增加外阴处于湿润状更容易发生各种阴道感染。若妊娠期感染 GBS,可增加宫内感

染、羊水污染、胎儿宫内窘迫等发生风险。流行病学调查显示 10%～30%的孕妇感染 GBS,围产期传递给新生儿的概率高达 40%～70%,若新生儿感染 GBS,1%～3%会出现早期侵入性感染,死亡率为 5%,是引起新生儿不良结局的主要原因之一。阴道微生态失衡和 GBS 的感染和发展预后密切相关。

1. 阴道微生态失衡诱导 GBS 的感染

B 族链球菌是一种寄生于人类下消化道及泌尿生殖道的细菌,健康人群带菌率可达 15%～35%。由于怀孕期间激素水平的变化,阴道菌群失衡,酸性致病菌尤其是 B 族链球菌感染尤为常见。由 GBS 引起的阴道定植可能是短暂的和间歇性的,其可能依赖于阴道 pH、正常菌群、妊娠和月经周期以及许多其他成分。当 pH 从酸性变为中性时,体外实验观察到阴道上皮细胞黏附性的增加;然而,在这个复杂的生物生态位中,有利于 GBS 持续存在的因素尚未得到很好的理解。GBS 的决定因素已被证明有助于阴道细胞黏附和定植,包括重组人丝氨酸消旋酶(recombinant human serine racemase,Srr)的 Srr-1、Srr-2 和 pili 蛋白以及其他 GBS 表面蛋白,也促进细胞外基质成分的黏附,如胶原蛋白、纤维蛋白原、纤维连接蛋白和层黏连蛋白。此外,GBS 还具有金属肽酶,能够裂解所有这四种细胞外基质蛋白,这可能有助于组织侵袭或生态位的建立。目前主要认为两种不同的因素控制着 GBS 与女性生殖道的相互作用:一是 GBS 菌株的种类,二是宿主微生态环境导致免疫系统的不同。在多种上皮细胞类型中,GBS 菌株表现出不同的黏附能力和在细胞内存活的能力,以及不同长度的阴道存活性。GBS 株的差异以及宿主微生态反应在调节阴道定植中是至关重要的。流行病学研究表明,Ⅲ型血清毒株在新生儿脑膜炎中明显更为普遍,而Ⅴ型血清毒株在成人 GBS 感染病例中占主导地位,其中Ⅰa、Ⅰb、Ⅱ、Ⅲ和Ⅴ型血清毒株占绝大多数。导致血清型在各种疾病状态中流行的因素目前尚不清楚,但可能取决于血清型中常见的细菌毒力和适应度因素以及同时发生的宿主反应。研究发现血清型 V 菌株 CJB111 在宫颈细胞中显示出更高的细胞内存活率和更少的细胞因子刺激,并在阴道中增加了持久性。该 GBS 菌株可以产生不同的细胞因子,尤其是 IL-17,改变阴道微生态环境,从而在阴道中存活 1 个月以上,而其他菌株则更容易被清除。此外,GBS 可在一定程度上刺激前列腺素、细胞因子、磷脂酶 A2 等的释放,刺激阴道炎症反应加重。另一方面,由阴道乳酸菌代谢产生的酸性环境对以 pH 依赖的方式抑制 GBS 的生长至关重要。在有机/无机酸溶液中进行的实验证实了 pH 与抗 GBS 活性之间的严格相关性。GBS 对乳酸的敏感性高于对盐酸的敏感性,说明 H$^+$ 的存在对抑制活性是必要的。利用 pH 调节的乳酸菌上清液进行的实验排除了其他生物活性分子直接参与抗 GBS 活性的作用。此外,只有少数乳酸菌菌株能够通过细胞微球的方式降低链球菌的生存能力。乳酸菌细胞的抗 GBS 作用同它们与链球菌细胞相互作用和聚集的能力有关。研究发现乳酸菌细胞经甲醇/蛋白酶 K 处理后,抗 GBS 活性保持不变,而经溶菌酶处理后活性下降。因此,乳酸菌细胞壁的非蛋白成分可能参与了抗 GBS 的活性。总而言之,阴道微生态的失衡会增加 GBS 的易感性,同时 GBS 的感染进一步改变了阴道的微生态。

2. 阴道微生态失衡导致 GBS 感染后不良妊娠结局

孕妇 B 族链球菌感染对妊娠结局及新生儿感染均造成不良影响,甚至导致新生儿死亡,在世界范围内均应引起重视。及时对这些高风险孕妇进行筛查,针对性干预和治疗,能大大降低感染概率,改善母婴预后。研究发现,感染 GBS 组孕妇的阴道微生物组成与非感染组有显著差异。除了优势细菌乳酸杆菌外,变化最显著的微生物是链球菌、双歧杆菌、加德纳菌和拟杆菌。其中链球菌、双歧杆菌在 GBS 组中增加,而加德纳菌和拟杆菌在 GBS 组中减少。双歧杆菌被认为与人类感染有关,B 族链球菌感染时会发生一系列炎症,这可能是双歧杆菌在 GBS 组显著增加的原因,由于双歧杆菌的增加,阴道的弱酸性环境被破坏,阴道加德纳菌的生长受到抑制。同时阴道加德纳菌的增长也会抑制双歧杆菌的生长,两种细菌似乎存在某种竞争关系。随着阴道微环境中加德纳菌属增加,加德纳菌的繁殖造成阴道 pH 由原来的弱酸性向中性偏移,抑制了乳酸杆菌的生长导致乳酸杆菌属逐渐减少;加德纳菌的产物又破坏了阴道上皮细胞的保护因子,使厌氧菌在阴道表面大量黏附与定植,最终造成总的物种多样性增加。研究发现 GBS 感染者 Nugent 评分显著高于未感染者,Nugent 评分＞6 分者 GBS 阳性率高于 4～6 分及≤3 分者,两组患者存在呈正相关关系,充分表明妊娠晚期 GBS 感染与阴道微生态密切相关,阴道微生态的紊乱参与 GBS 感染的发生发展。GBS 阴道定植被确定为新生儿 GBS 疾病和早产发生的危险因素。妊娠期间经阴道移植的妇女在分娩期间有上升感染或将 GBS 传播给新生儿的危险。一旦 GBS 入侵羊膜腔,或接触到胎盘,可导致绒毛膜羊膜炎,通常会导致早产、死产。阴道微生态失衡,导致阴道内环境发生改变,降低了正常菌群对 GBS 的压制作用,增强了 GBS 的侵袭力,导致不良妊娠结局。此外,临床研究表明,非孕妇阴道 IL-1α 水平与 GBS 定植状态相关,而孕妇血清 IL-1β 水平升高与 GBS 感染和妊娠早期分娩风险增加相关。在阴道微生态环境中,GBS激发先天免疫反应包括嗜中性粒细胞聚集和生产多种炎症细胞因子。最新研究发现,在小鼠妊娠模型中,GBS-溶血素/细胞溶血素的表达对胎儿疾病和早产至关重要。

三、阴道微生态评价及在 HPV 感染治疗中的应用

1. 局部药物治疗

由于多数疣患者在感染后一两年内能自行消退,不少患者,即使采用深度破坏性治疗方法,仍有 1/3 的疣会复发。因此,对疣的各种局部治疗的疗效估价应特别慎重,对一些能造成永久性瘢痕的疗法,不宜使用。常用的有:

(1)细胞毒剂

① 氟尿嘧啶(5-FU):可用5% 5-FU 软膏或 5-FU 注射剂外用,2 次/日涂于疣表面,疗效较好。可能出现的副作用有局部疼痛、皲裂、水肿、过敏反应、流泪、色素沉着及化脓等。

② 博来霉素病损部位内注射:有人用 0.05%～0.1%博来霉素(争光霉素)生理盐水溶液或 2%普鲁卡因溶液作局部病损内注射,治疗单个或数个寻常疣或跖疣,根据疣的大小每次注射 0.2～0.5 ml,1 次/周,通常 2～3 次后,疣损脱落,副作用少。

③ 0.1%～0.3%维 A 酸乙醇溶液:局部外用,1 次/日或 2 次/日,治疗扁平疣和寻常疣,治愈率分别为 83%及 39%。副作用有局部轻度烧灼感、红肿、脱屑及色素沉着。

(2)其他局部用药:20%碘苷溶液治疗甲周疣;二硝基氯苯治疗难治疣的部位上诱发的接触性皮炎;3%甲醛溶液局部湿敷或浸泡,1 次/日,每次 15 min,连续 4～8 周治疗跖疣;25%补骨脂酊、30%骨碎补酊外擦治疗扁平疣等均有一定疗效。

2. 全身治疗

目前全身治疗方法很多,但疗效皆难以肯定。

(1)抗病毒及免疫调节治疗:采用干扰素-α、阿昔洛韦、左旋咪唑等药物治疗,此类药物有抗病毒、抗增生和免疫调节作用,治疗效果较优。尤其对腔道内湿疣或亚临床感染者更为适用。

(2)氧化镁治疗:0.5 g/次,3 次/日,或乌洛托品 0.3～0.5 g/次,3 次/日,认为对扁平疣效果较优。

(3)中医中药治疗:中医中药治疗疣的报道甚多,较多的有以下几种。

① 平肝活血方：当归、郁金、赤芍、牛膝、鸡血藤各 9 g，红花 6 g，灵磁石 30 g，山甲 3 g，龙骨 24 g，牡蛎 24 g。1 剂/日，连用 7～8 日。

② 治疣汤：桃仁、红花、熟地、归尾、赤芍、白芍各 9 g，川芎、白术、山甲、甘草、首乌各 6 g，大叶青、夏枯草各 15 g。1 剂/日，6～8 日为一疗程。

③ 大叶青注射液：2～4 ml，肌内注射，1 次/日，10 次为一疗程。

④ 柴胡注射液：2 ml 肌内注射，1 次/日，20 日为一疗程。

3. 物理治疗

冷冻疗法、电灼疗法以及激光治疗已常用于治疗各种数目少的疣。治疗效果优，对孕妇患者也相对安全。

4. 外科手术切除

可用于寻常疣及尖锐湿疣，但手术后常易复发。

5. 妊娠期尖锐湿疣的治疗

妊娠妇女因体内激素水平的变化，免疫功能低下，胎儿重力压迫，致外阴充血、分泌物增多、潮湿，更适宜 HPV 繁殖，故妊娠期尖锐湿疣应及早治疗，多以局部物理治疗或三氯醋酸外涂，避免使用细胞毒性药物，对有较大的尖锐湿疣患者应规劝其终止妊娠，避免胎儿经产道感染，分娩应采取剖宫产术。

此外，单纯使用抗生素在杀死致病菌的同时，也破坏了部分阴道的优势乳酸杆菌，忽视了女性生殖道微生态菌群平衡。微生态调节剂具有安全、无毒副作用的特点，通过调节失衡的微生态增强自身局部的免疫力对抗病原体的增殖，有助于缓解抗生素滥用和 HPV 的反复发作。最新研究中，将 117 名患细菌性阴道炎或阴道炎伴随 HPV 感染的女性纳入研究，过程中女性被随机分为两组：第 1 组，短期益生菌治疗方案组，$n=60$，标准治疗（甲硝唑 500 mg，每日两次，连续 7 日或氟康唑 150 mg，每日一次，连续 2 天），加上短期（3 个月）阴道乳酸杆菌实施；第 2 组，治疗组，$n=57$，相同的标准治疗加上持久（6 个月）阴道鼠李糖乳杆菌 BMX54 给药。结果表明，阴道长期使用鼠李糖乳杆菌 BMX54 的 HPV 清除率为 31.2%，比短期使用者（11.6%）高，具有统计学差异，故认为补充阴道乳酸菌有利于 HPV 的清除。同时经过 9～30 个月的随访后发现，长期使用益生菌组（第 2 组）比短期使用益生菌组（第 1 组）在治疗 HPV 相关细胞学异常的概率高出两倍（79.4% vs 37.5%，$P=0.041$）。

四、阴道微生态在 GBS 感染治疗中的应用

1. 常规治疗

（1）首选青霉素 G,首次剂量 500 万 U,静脉滴注,然后 250 万～300 万 U/4 h 静滴直至分娩。

（2）氨苄西林,首次剂量 2 g,静脉滴注,然后 1 g/4 h 静滴直至分娩。

（3）若青霉素过敏,可皮试后选用头孢唑啉,起始剂量 2 g,然后 1 g/8 h 至分娩。

（4）克林霉素 900 mg/8 h,静脉滴注至分娩(滴注速度不能太快)。

（5）对克林霉素耐药、红霉素耐药者,万古霉素 1 g/12 h,静滴至分娩。

（6）不再建议红霉素治疗。

2. 预防阴道细菌感染

（1）内裤勤洗勤换,用开水烫煮或太阳暴晒,避免重复感染。

（2）生理上女性阴道会有各种分泌物,注意外阴清洁。

（3）夫妻性生活前认真清洗外生殖器。有阴道炎的妇女要尽量避免性交,并且积极治疗。

3. 微生态制剂

微生态治疗方法和药物主要用于重建被抗菌治疗破坏的有益的乳杆菌群,是抗菌治疗的重要补充。可用益生菌制剂向阴道补充外源性乳酸菌,或用阴道益生元如蔗糖凝胶促进阴道内源性乳杆菌生长,达到治愈或预防的目的。这是今后 GBS 治疗重要的发展方向之一。

五、护理措施

（一）心理护理

有些患者常因外阴瘙痒、烧灼感或疼痛影响其工作、生活,有些患者常因病程长、治疗效果不佳导致反复发作,有些患者会因疾病产生羞耻感、担心性伴侣不愿意同时接受治疗,从而常常会出现明显的焦虑及烦躁,应对患者进行心理疏导,理解患者急切求医的心理,耐心向其解释疾病相关知识、各种治疗方案以及相关护理方法,减轻和消除其心理负担,鼓励其积极配合并坚持治疗,主动参与护理,增强其战胜疾病的信心。

（二）一般护理

1. 指导患者自我护理,注意个人卫生,以避免交叉感染和反复感染:保持会阴清洁、干燥,每日用流动的清水清洗外阴2次及以上,勿搔抓局部皮肤,禁止无保护措施的性生活。嘱患者勤换内裤及会阴垫,对于阴道炎的患者,内裤和坐浴用物均应煮沸5～10 min消毒。

2. 指导患者配合检查,取标本前24 h避免性交、局部用药及阴道灌洗。

3. 对于接受物理治疗的患者,应耐心解释物理治疗的目的和过程,使患者积极配合治疗;物理治疗后,嘱患者保持外阴清洁。告知患者在宫颈创面痂皮脱落前,阴道有大量黄水流出,1～2周脱痂时可有少量流血,避免患者过度紧张。

4. 消除影响阴道微生态平衡的诱因,如治疗糖尿病,停用广谱抗生素及免疫抑制剂,停止过度阴道灌洗等。

（三）病情观察

1. 观察用药后患者的症状,如白带、外阴瘙痒、腹痛等有无好转。

2. 物理治疗术后,注意观察腹痛及阴道出血情况,48 h内嘱患者减少活动,避免局部出血。合理应用抗生素及止血药。创面愈合的过程中会出现大量的阴道排液,要保持外阴的清洁干燥,勤洗内裤,清洗外阴。

3. 对于盆腔炎患者,严密观察患者生命体征,注意观察患者腹痛情况及性质,如有变化及时汇报医生。

（四）用药护理

1. 向患者耐心讲解坚持按疗程、医嘱、时间、规律用药的重要性。

2. 告知患者全身用药的方法,对无禁忌证的老年患者增加阴道抵抗力并使用抗生素抑制细菌生长,密切观察用药疗效和有无药物不良反应。

3. 宣教坐浴或阴道冲洗正确的温度、浓度及方法,如外阴阴道假丝酵母菌患者用2％～4％碳酸氢钠溶液;滴虫阴道炎患者用1％乳酸或0.5％醋酸液,改善阴道内环境。

4. 指导患者各种剂型阴道用药的正确给药方法,坐浴或阴道冲洗后阴道用药效果更佳。

（五）饮食指导

饮食宜营养丰富,多食新鲜蔬菜及水果,增加膳食纤维,忌食油腻、辛辣、生冷、寒凉的食物。

六、健康教育

（一）卫生宣传

1. 阴道炎患者禁止游泳，医院严格落实消毒隔离，避免交叉感染。

2. 告知患者定期做妇科检查的重要性，及时发现阴道微生态失衡，并予以及时积极治疗。

（二）个人指导

1. 每日清洗外阴，保持外阴清洁、干燥，勤换内裤，不穿化纤内裤，尽量避免着紧身裤。忌用肥皂擦洗外阴，不宜过度使用药液清洗阴道。阴道炎患者清洗个人内裤时应用单独的盆，内裤可煮沸消毒。

2. 指导患者坚持锻炼，适当休息，增强机体抵抗力和免疫力。避免过于劳累。

3. 指导患者加强营养，纠正不良饮食习惯。忌油腻、辛辣、刺激、生冷、寒凉食物，提倡食用高蛋白、高维生素、易消化的食物。

4. 让患者掌握如何内服、外用医生开具的药物，并观察药物的不良反应。

（三）配偶指导

1. 滴虫性阴道炎及假丝酵母菌性阴道炎患者，无需对性伴侣进行常规治疗，但是患者性伴侣应排除有无感染，阳性者应同时积极治疗。

2. 性交时应使用避孕套，避免无保护性交，以防传染。避免不洁性行为。

（四）延续性护理

建立患者健康档案，使患者明确随访的时间、目的及联系方式，着重强调随访重要性和治愈标准，对于细菌性阴道炎患者，若治疗后无症状者不需常规随访，但症状持续或症状反复出现应及时复诊；对于物理治疗的患者，告知其2次月经干净后3～7日复查。

主要参考文献

[1] Vornhagen J, Adams Waldorf K M, Rajagopal L. Perinatal Group B Streptococcal Infections: Virulence Factors, Immunity, and Prevention Strategies [J]. Trends in Microbiology, 2017:919 - 931.

[2] Rosen G H, Randis T M, Desai P V, et al. Group B Streptococcus and the Vaginal Microbiota[J]. The Journal of Infectious Diseases, 2017, 6:744 - 751.

[3] Marziali G, Foschi C, Parolin C, et al. In-vitro effect of vaginal lactobacilli against group B Streptococcus[J]. Microbial Pathogenesis, 2019, 136:103692.

[4] Madoff L C, Michel J L, Gong E W. Group B streptococci escape host immunity by deletion of tandem repeat elements of the alpha C protein. [J]. Proceedings of the National Academy of ences, 1996, 93(9):4131 - 4136.

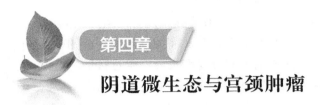

阴道微生态与宫颈肿瘤

第一节 阴道微生态与宫颈鳞状上皮内病变

宫颈鳞状上皮内病变(cervical squamous intraepithelial lesion,SIL)是与宫颈浸润癌密切相关的一组宫颈病变,常发生于25~35岁妇女。大部分低级别鳞状上皮内病变(low-grade squamous intraepithelial lesion,LSIL)可自然消退,但高级别鳞状上皮内病变(high-grade squamous intraepithelial lesion,HSIL)具有癌变潜能。SIL反映了宫颈癌发生发展中的连续过程,早期识别低级别病变,及时治疗高级别病变,是预防宫颈浸润癌行之有效的措施。

一、阴道微生态与宫颈鳞状上皮内病变的关系

SIL和宫颈癌与HPV感染、多个性伴侣、吸烟、性生活过早(<16岁)、性传播疾病、经济状况低下、口服避孕药和免疫抑制剂等因素相关。

(一)阴道微生态失衡可诱发宫颈鳞状上皮内病变

研究表明,宫颈病变患者普遍存在阴道微生态失调,具体表现为高危HPV感染的SIL患者阴道微生态中惰性乳酸杆菌占优势地位,而惰性乳酸杆菌以外的乳酸杆菌丰度下降,纤毛菌、普雷沃菌、加德纳菌、阿托波菌丰度上升。此外,有研究表明阴道阿托波菌、阴道加德纳菌、惰性乳酸杆菌的存在合并有低丰度的卷曲乳酸杆菌是SIL的危险因素。相比LSIL,HSIL患者阴道中需血斯尼思菌(*Sneathia sanguinegens*)、四联厌氧球菌(*Anaerococcus tetradius*)和厌氧消化链球菌(*Peptostreptococcus anaerobius*)更为富集,表明微生物的构成可能随着病情严重程度的变化而变化。此外,普雷沃菌、梭杆菌、毛螺菌(*moryella*)、施莱格尔菌(*schlegelella*)也被认为与SIL相关。

（二）阴道微生态失衡干扰代谢影响宫颈病变

阴道微生态失衡常伴随着代谢紊乱，阴道菌群和人的代谢发生变化。普雷沃菌的过度生长可以产生多胺增加阴道 pH，从而抑制乳酸杆菌的生长，进而促进加德纳菌的过度生长。加德纳菌的过度生长会产生过量的氨基酸，这些氨基酸可以被普雷沃菌利用，并最终导致微生态紊乱。研究表明，加德纳菌、普雷沃菌、阿托波菌过度生长的女性有更高的 HR-HPV 持续感染率。研究表明，AMP、天冬氨酸、谷氨酸、次黄嘌呤、乳酸、脯氨酸、焦谷氨酸等代谢物在 SIL 患者中显著升高。内源性和外源性的氨基酸被认为是营养的重要来源，有助于细胞代谢、基因表达、细胞增殖和炎症反应。肿瘤细胞的快速增殖和高代谢需要氨基酸来合成蛋白质和核酸。研究表明丝氨酸、谷氨酸、天冬氨酸和脯氨酸在癌症进展中起重要作用。这些都表明了以侵袭性和转移性为特征的癌症进展与氨基酸谱高度相关。

（三）细菌性阴道病患者阴道微生态失衡提高宫颈癌风险

研究表明细菌性阴道病（BV）患者均表现出更高的 HPV 和宫颈癌发生率。阴道阿托波菌、BV 相关菌群（BVAB－2）、1 型和 2 型巨球型菌、嗜酸乳酸杆菌、卷曲乳酸杆菌、詹氏乳酸杆菌、阴道加德纳菌用于诊断 BV 有较好的灵敏度和特异性。研究表明测得的这些菌种中有一部分与 HPV 感染、宫颈鳞状上皮内病变、宫颈癌相关。例如，研究表明 BV 相关细菌如普雷沃菌和加德纳菌的存在与 CIN2 相关。由此可见，BV 患者阴道微生态失调黏膜免疫能力降低，若此时感染 HPV 将会增加 HPV 持续感染和癌变风险。

二、阴道微生态影响宫颈鳞状上皮内病变的机制研究

85％～90％的高风险 HPV 感染可以自行清除，只有 10％～15％的最终发展为 SIL 甚至宫颈癌。可见，HPV 感染并非导致宫颈癌的唯一因素。目前，越来越多的研究表明阴道微生态在 HPV 的感染与清除、SIL 的发生发展中发挥了不可或缺的作用。

（一）微生物产生的毒素诱导宿主 DNA 损伤

致病菌可产生基因毒素诱导 DNA 损伤。例如，带有 pks 基因岛的特定大肠杆菌产生的大肠菌素可引起哺乳动物的 DNA 双键断裂（double-strand breaks，DSB）。除诱导 DSB 以外，产大肠菌素的大肠杆菌还可改变宿主上皮细胞的生理，生长因子产生增加，从而诱导细胞增殖。细胞致死性膨胀毒素（cytolethal distending toxins，CDT）是革兰阴性致病菌中常见的基因毒素，由CdtA、CdtB 和 CdtC 三个亚基组成。CdtA 和 CdtC 帮助 CdtB 正确传递到细

胞中,CdtB 诱导宿主细胞 DNA 损伤。CDT 暴露增加了遗传不稳定,尤其是在 APC 或 p53 缺陷的细胞中。此外,脆弱拟杆菌($bacteria\ fragilis$)产生的毒素可通过诱导高水平活性氧(reactive oxygen species,ROS)直接损伤宿主 DNA。

(二)微生物诱导宿主炎症反应

微生物成分可诱导肿瘤相关髓样细胞的活化,导致细胞因子 IL-6 和肿瘤坏死因子(tumor necrosis factor,TNF)分泌增加,激活信号传导与转录激活因子 3(signal transducer and activator of transcription 3,STAT3),激活 IL-23、IL-17 通路,这些微生物诱导的先天性和适应性宿主免疫反应可以通过触发促癌炎症反应和抵抗细胞死亡来促进癌症的发生发展。只有当宿主出现炎症反应时,一些条件性致病菌才会显示出促癌作用。此外,细菌还可直接向细胞发出信号诱导炎症发生。例如,具核梭杆菌($Fusobacterium$ $nucleatum$)表达的黏附素 FadA 可与肿瘤细胞表达的 E-钙黏蛋白结合,诱导肿瘤细胞增殖等癌变作用。具核梭杆菌可以激活核因子 κB(nuclear factor - KB,NF - κB),NF - κB 可以结合 Toll 样受体和 NOD 样受体,是肿瘤相关炎症的关键调节因子。此外,幽门螺杆菌($helicobacter\ pylori$)、具核梭杆菌和产肠毒素的脆弱拟杆菌可以分泌蛋白质直接影响宿主 Wnt - β-连环蛋白信号通路,调节细胞增殖、存活、迁移和血管生成。

(三)微生物依赖性免疫逃逸促进肿瘤形成

某些微生物如幽门螺杆菌可产生 γ-谷氨酰胺转肽酶(γ - glutamyl transpeptidase,GGT),GGT 能阻止 T 淋巴细胞增殖并诱导其细胞周期停滞与 G1 期,表明微生物可通过阻碍宿主免疫反应帮助肿瘤细胞存活。T 细胞免疫球蛋白和 ITIM 结构域蛋白(T cell immunoreceptor with Ig and ITIM domains,TIGIT)是主要在 T 细胞和 NK 细胞表面表达的免疫检查点抑制剂。具核梭杆菌表达的 Fap2 蛋白可与 NK 细胞抑制性受体相互作用,阻断细胞毒活性引发肿瘤细胞存活。此外,研究表明胃上皮细胞与幽门螺杆菌共培养可表达 B7 - H1(PD - L1),诱导幼稚 T 细胞分化为调节性 T 细胞(regulatory T-cell,Treg),这也是一种免疫抑制途径。这些都表明了微生物可以直接驱动免疫逃逸。

(四)微生物产生的酶与代谢产物间接诱导宫颈癌

1. 菌群产生的酶与代谢产物干扰微生物代谢

乳酸杆菌产生的 H_2O_2 能抑制 HPV 的定植生长,H_2O_2 分解产生羟自由基,可以干扰 HPV 的代谢功能,破坏 HPV 的染色体。

2. 菌群产生的酶与代谢产物诱导机体固有免疫

分泌型 IgA(secretory IgA,sIgA)在正常生殖道黏膜内呈恒定的低水平表达,当阴道微生态失衡时,细菌代谢产物改变使得 sIgA 降解减少,病原菌定植刺激生殖道局部发生免疫应答,使得局部 sIgA 合成增加,其水平高低可反映病变的严重程度。sIgA 的分泌对生殖道黏膜具有特殊的免疫保护作用,可快速有效地阻止病原体的侵入。具体机制有:① 抑制微生物黏附生殖道黏膜表面;② 中和毒素与杀菌;③ 抗炎调节和调理作用。革兰阴性菌的内毒素(lipopolysaccharide,LPS)是 TLR4 的强刺激物,在 LPS 作用及 CD14 参与下诱导 IL-8 产生。此外,作为细胞因子之一的 IL-6 在宫颈阴道促炎反应的发生发展中起重要作用,其作用机制与机体免疫功能受到抑制、炎症反应被激活及加重有关。

3. 菌群产生的酶与代谢产物诱导获得性免疫

(1) 细胞免疫:致病菌既可以作为抗原呈递细胞将抗原呈递给 T 细胞,又能提高 T 细胞的增殖能力,还能通过释放溶酶体酶、TNF 以及介导抗体依赖的细胞介导的细胞毒性作用(antibody-dependent cell-mediated cytotoxicity,ADCC)抑制病原菌的增殖生长。

(2) 体液免疫:致病菌也能促进 B 淋巴细胞的增殖,从而增加抗体的分泌。抗原呈递细胞呈递抗原给 B 细胞,CD4$^+$ T 细胞也可激活 B 细胞,B 细胞分泌大量 IgA、IgG 结合并分解病原体。

(五) 乳酸杆菌减少黏膜屏障破坏延缓 HPV 清除

乳酸杆菌作为女性阴道中的优势菌群,通过竞争生存空间和营养构成了一道抵抗病原体黏附和定植的生理屏障。乳酸杆菌可以通过黏附素与阴道上皮的黏附素受体特异性结合,如细菌表面蛋白、肽聚糖、磷壁酸(lipoteichoic acid,LTA)等,并分泌细胞外多糖(exopolysaccharides,EPS),从而在上皮细胞表面定植,发挥占位效应。糖原是阴道中微生物的主要营养来源,一方面,乳酸杆菌和其他厌氧菌竞争糖原抑制其他厌氧菌过度生长。另一方面,乳酸杆菌可以通过分解糖原产酸、产生 H_2O_2、一氧化氮(nitric oxide,NO)、表面活性物质和分泌细菌素等,形成一个不利于病原体生存的环境。阴道微生态失调时常常有乳酸杆菌丰度的降低,此时阴道黏膜屏障受到破坏,阴道黏膜抵御病原体的功能减弱,HPV 入侵的机会增加。普雷沃菌可分泌胶原酶和纤维蛋白溶酶,可损伤宫颈阴道上皮细胞,破坏微环境的稳定性,促进病毒等其他微生物感染的持续存在。同时微生态失调时阴道黏膜恢复能力降低,不利于HPV 的清除导致 HPV 的持续感染,久而久之诱导了 SIL 的发生。

三、阴道微生态评价及其宫颈鳞状上皮内病变诊断中的应用

2019 年美国阴道镜和宫颈病理学会(ASCCP)指南建议:基于患者发生宫颈高级别及以上病变(CIN3＋)的风险进行分层管理,该风险评估主要根据目前筛查结果和既往筛查史组合的风险评估表。对于风险较高的患者建议进行更为频繁的监测,而对风险较低的患者可以适当推迟阴道镜检查,进行更长时间的随访监测,当风险足够低时,再回到常规筛查。确诊 SIL 的检测方法无论是宫颈活检还是 ECC,都是一种有创的检查方法,目前尚缺少灵敏度和特异性较好的无创检查手段。越来越多的研究表明阴道微生态在宫颈病变的发展中起到了不可或缺的作用,微生态检测为无创检查宫颈病变和预测宫颈癌风险提供了可能。

(一)宫颈细胞学检查

只有在无法进行 HPV 检测或无法进行联合筛查的情况下才单一采用细胞学检查作为检测手段。细胞学检查是 SIL 及早期宫颈癌筛查的基本方法,细胞学检查特异性高,但敏感性较低。可选用巴氏涂片或液基细胞涂片法。宫颈细胞学检查的报告形式主要有 TBS(the bethesda system)分类系统,该系统较好地结合了细胞学、组织学与临床处理方案,推荐使用。2019 版 ASCCP 指南指出 HPV 阳性患者无论 HPV 分型如何都应进行细胞学筛查。HPV16/18 阳性患者发生 CIN3 和隐匿性宫颈癌的风险较高,因此即使这些患者细胞学检查结果为阴性也有必要行阴道镜检查。

(二)HPV 检测

敏感性较高,特异性较低。可与细胞学检查联合应用于宫颈癌筛查和细胞学初筛为轻度异型的分流。2019 版 ASCCP 指南建议对于有轻微筛查异常的患者(如联合筛查仅有 HPV 阳性患者和低度细胞学异常的 HPV 阴性患者),因 CIN3＋的潜在风险低,建议在一年后复查 HPV 检测或联合筛查。

(三)阴道镜检查

宫颈活组织检查是确诊 SIL 的可靠方法。2019 版 ASCCP 指南建议对发生 CIN3＋风险>4.0%以上的女性进行阴道镜检查。任何肉眼可疑病灶,或阴道镜诊断为 HSIL 者均应行单点或多点活检。若需要了解宫颈管的病变情况,应行宫颈管搔刮术(endocervical curettage,ECC)。

① LSIL:鳞状上皮基底及副基底样细胞增生,细胞核极性轻度紊乱,有轻度异型性,核分裂象少,局限于上皮下 1/3 层,p16 染色阴性或在上皮内散在点状阳性。

② HSIL：细胞核极性紊乱，核浆比例增加，核分裂象增多，异型细胞扩展到上皮下 2/3 层甚至全层，p16 在上皮＞2/3 层面内呈弥漫连续阳性。

（四）SIL 患者阴道分泌物镜检特征

菌群密集度为Ⅲ～Ⅳ级、多样性为Ⅲ～Ⅳ级、粗大革兰阳性菌减少或消失，显示阴道细菌过度生长，阴道菌群由乳酸菌群向厌氧性菌群转变。

（五）物理化学指标

1. pH

研究表明阴道 pH 超过 5.0 可使绝经前妇女感染 HPV 的风险增加 10%～20%。宫颈病变患者的 pH 常＞5.4。多项研究表明宫颈病变患者阴道微生态中 pH 升高，这可能与宫颈病变患者阴道微生态中乳酸杆菌丰度减少或功能失调所致。但也有研究表明，在 LSIL 中 pH 不变或有轻微降低。

2. 乳酸杆菌功能标志物

乳酸杆菌代谢物包括乳酸菌素、过氧化氢、乳酸。乳酸本身的化学结构也可能调节 HPV 感染和鳞状上皮内病变的发展。乳酸作为一种手性分子，可以以 D-和 L-异构体的形式产生。研究表明，高水平的 D-乳酸可以通过调节阴道上皮细胞中细胞外基质金属蛋白酶诱导剂（EMMPRIN）的产生来预防衣原体感染和上生殖道感染。L-乳酸与 D-乳酸比值升高与 EMMPRIN 的表达增强以及基质金属蛋白酶 8（MMP-8）的激活相关，最终导致宫颈上皮完整性受损，HPV 更容易进入基底角化细胞。研究发现卷曲乳杆菌和 D-乳酸可增加宫颈阴道黏液的黏度，阻碍病毒颗粒侵入。乳酸还限制自然杀伤细胞（NK）的细胞毒性，减少促炎细胞因子 IL-12 的合成，促进抗炎白细胞介素-10（IL-10）的释放。宫颈病变患者乳酸杆菌数量减少或功能失调，乳酸代谢物常减少或消失。研究发现，在宫颈病变早期，阴道微生态中乳酸杆菌的丰度可能升高，从而导致乳酸分泌在一定范围内增加。可能与阴道内的菌群在一定范围内自我调节所致，猜测乳酸分泌可能在疾病早期分泌增加对抗菌群失调状态，而在疾病失代偿情况下，乳酸杆菌进一步减少，乳酸分泌也随之减少。

3. 其他微生物代谢产物及酶活性

宫颈病变患者厌氧菌增多菌群紊乱或合并有 BV，大多数患者唾液酸苷酶（neuraminidase）阳性。研究表明丁基甜 碱盐酸盐（deoxycarnitine）和 α 羟基异戊酸（alpha-hydroxyisovalerate）是 BV 的特征性代谢产物，与乳酸杆菌的丰度呈负相关。加德纳菌是马尿酸代谢的主要贡献者，马尿酸可用于加德纳菌的鉴定与检测。BV 的另一个重要代谢特征是生物胺，研究表明五种 BV 相关的生物胺（尸胺、腐胺、酪胺、色胺和胍丁胺）与乳酸杆菌丰度呈负相关。

（六）特异性菌群

目前在研究中检测细菌种类的常见方法是 16S 高通量测序技术，该技术能够有效地检测样品中复杂的菌种，有一定的临床诊断价值。此外，探针测定和实时 PCR 可识别阴道微生态中的特定菌种。

如前文所述，宫颈癌患者的阴道微生态中丰度可能降低的菌种有卷曲乳酸杆菌、詹氏乳酸杆菌、加氏乳酸杆菌等；丰度可能升高的菌种有除惰性乳酸杆菌、加德纳菌、普雷沃菌、奇异菌、纤毛菌、梭杆菌、脆弱拟杆菌、德式乳酸杆菌、无乳链球菌、阿托波菌、施氏假单胞菌、巨球型菌、四联厌氧球菌、厌氧消化链球菌、螺菌、施莱格尔菌等。当在阴道微生态中检测到上述菌群时需要排除 BV 感染。

（七）特异性代谢物

如前文所述，AMP、天冬氨酸、谷氨酸、次黄嘌呤、乳酸、脯氨酸、焦谷氨酸等代谢物在 SIL 患者中显著升高。但是，目前对于宫颈病变以及宫颈癌的代谢谱变化的研究仍在起步阶段，是否这些代谢物能成为无创预测宫颈癌的方法仍需要大量实验来进行验证。

四、宫颈鳞状上皮内病变微生态失衡的治疗

（一）LSIL

大部分 LSIL 会自然消退，细胞学检查为 LSIL 及以下者可仅观察随访。在随访过程中病变发展或持续存在 2 年者宜进行治疗。细胞学为 HSIL，阴道镜检查充分者可采用冷冻和激光等消融治疗；若阴道镜检查不充分，或不能排除 HSIL，或 ECC 阳性者采用宫颈锥切术。

（二）HSIL

HSIL 可发展为浸润癌，需要治疗。阴道镜检查充分者可采用宫颈锥切术或消融治疗；阴道镜检查不充分者宜采用宫颈锥切术，包括宫颈环形电切除术和冷刀锥切术，经宫颈锥切确诊、年龄较大、无生育要求、合并有其他妇科良性疾病手术指征的 HSIL 也可行筋膜外子宫切除术。

（三）妊娠合并宫颈鳞状上皮内病变

妊娠期间，增高的雌激素使柱状上皮外移至子宫颈阴道部，转化区的基地细胞出现不典型增生改变；妊娠期免疫功能可能低下，易患 HPV 感染。诊断时应注意妊娠时转化区的基地细胞可有核增大、深染等表现，细胞学检查

易误诊,但产后 6 周可恢复正常。大部分妊娠期患者为 LSIL,仅约 14％ 为 HSIL。妊娠期 SIL 仅做观察,产后复查后再处理。

(四) 微生态制剂

已有研究将口服或外用益生菌应用于 HPV 和 SIL 的治疗。一项临床研究表明,口服干酪乳酸杆菌(*Lactobacillus casei*)有助于 LSIL 患者恢复正常。此外,另一项临床研究表明使用鼠李糖乳酸杆菌(*Lactobacillus rhamnosus*)阴道栓剂治疗有助于 HPV 清除和恢复细胞学正常。综上,这些研究都表明了应用微生态调节剂有助于 HPV 清除,治疗 SIL 和预防宫颈癌,但仍需进一步的临床试验来证实。

第二节　阴道微生态与宫颈癌

宫颈癌是全球女性第四大常见癌症。高发年龄为 50～55 岁。由于宫颈癌筛查的普及,宫颈癌和癌前病变得以早期发现和治疗,其发病率和死亡率明显下降。宫颈癌主要组织学类型是鳞癌,腺癌次之。

一、阴道微生态与宫颈癌的关系

(一) 阴道微生态失衡可诱发宫颈癌

微生态失衡不仅与 HPV 感染风险增加有关,还与宫颈癌变有关。在属水平上菌群紊乱主要表现为乳酸杆菌丰度减少,加德纳菌、普雷沃菌、奇异菌、纤毛菌、梭杆菌等丰度增加。在种水平上,多项研究表明乳酸杆菌(如 *Lactobacillus crispatus*、*Lactobacillus gasseri* 和 *Lactobacillus jensenii*)缺乏是宫颈癌变的风险因素。另外,有研究指出脆弱拟杆菌(*Bacteroides fragilis*)、德式乳酸杆菌(*Lactobacillus germanica*)、无乳链球菌(*Streptococcus agalactiae*)能介导 HPV 间接对宫颈癌的发生发展发挥作用,而阴道阿托波菌、施氏假单胞菌对宫颈癌的发生有直接作用而与 HPV 感染状态无关。

(二) 阴道微生态失衡影响宿主和菌群代谢诱发宫颈癌

代谢途径改变参与了癌变过程并可成为癌症的标志。越来越多的研究表明,癌变过程需要大量能量来维持高水平的细胞增殖和能量消耗,从而导致关键代谢途径的改变。宫颈癌会引起人体代谢变化,宫颈癌相关代谢途径的研究为深入了解肿瘤发生发展的不同机制提供了重要依据,并为肿瘤的早期发现提供了新方法。研究表明宫颈癌患者的丙氨酸、天冬氨酸和谷氨酸代谢、精氨酸和脯氨酸代谢、牛磺酸和亚牛磺酸代谢以及丙酮酸代谢通路发生了改变。另有研究表明,宫颈癌患者阴道分泌物中乳酸生成减少,溶菌素、唾液酸苷酶和丁酸的分泌增加,表明宫颈癌患者阴道菌群的代谢也发生了改变。研究表明阴道微生态中乳酸杆菌减少与生物胺、氨基酸降解产物升高以及二肽的减少有关。精氨酸及其多胺产物 N(1)- acetylspermine 是细胞快速增殖的标志,与乳酸杆菌丰度呈正相关。细菌阴道病相关的生物胺(如尸胺、腐胺、酪胺、色胺和胍丁胺)与乳酸杆菌丰度呈负相关。细菌性阴道病的特征代谢产物如 deoxycarnitine、alpha-hydroxyisovalerate 被认为与乳酸杆菌的丰度呈负相关。

(三)细菌性阴道病患者阴道微生态失衡提高宫颈癌风险

研究表明 BV 患者表现出更高的 HPV 和宫颈癌发生率。阴道阿托波菌、BV 相关菌群(BVAB-2)、1 型和 2 型巨球型菌、嗜酸乳酸杆菌、卷曲乳酸杆菌、詹氏乳酸杆菌、加德纳菌用于诊断 BV 有较好的灵敏度和特异性。这些菌种中有一部分与 HPV 感染、宫颈鳞状上皮内病变、宫颈癌相关。其中加德纳菌被认为是 BV 的特征菌,研究发现加德纳菌具有较强的生物膜形成能力以及对阴道宫颈上皮细胞的黏附能力。这种生物膜的形成为厌氧菌创造了良好的生存环境,有利于致病菌的附着和增殖,该菌还可以产生唾液酸酶和阴道溶菌素。前者可降解宫颈和阴道黏液,后者可溶解阴道上皮细胞,从而破坏阴道上皮的完整性,并降低机体对致病菌的免疫反应。由此可见,BV 患者阴道微生态失调黏膜免疫能力降低,若此时感染 HPV 将会增加 HPV 持续感染和癌变风险。

二、阴道微生态影响宫颈癌的机制研究

宫颈癌的发病相关因素同"宫颈鳞状上皮内病变"。SIL 形成后继续发展,突破上皮下基底膜,浸润间质,形成宫颈浸润癌。HPV 感染并非宫颈癌的单一致病因素,阴道微生态中的其他因素可能协同 HPV 加速宫颈癌的发展。

(一)微生物产生的毒素诱导宿主 DNA 损伤

在阴道微生态中,当正常菌群(如乳酸杆菌)的数量减少,而有害微生物(如厌氧菌、机会致病菌等)的数量增加时,这些有害微生物可能产生各种毒素。这些毒素包括具有不同的化学结构和生物活性的内毒素和外毒素。虽然目前直接关于阴道微生物产生特定毒素导致宫颈癌的详细研究较少,但类似机制在其他类型的癌症(如结直肠癌)中已有报道。例如,某些大肠杆菌能

产生 colibactin，这是一种小分子基因毒素，可通过与 DNA 交联引起 DNA 双链断裂，从而加剧肠癌的发展。不同微生物产生的毒素种类和机制可能有所不同。有些毒素可能直接作用于 DNA，导致碱基损伤、链断裂等；而有些毒素则可能通过影响细胞的代谢途径、信号传导等间接引起 DNA 损伤。DNA 损伤是细胞癌变的重要前兆之一。当宫颈上皮细胞的 DNA 受到损伤时，如果细胞内的修复机制无法及时修复这些损伤，就可能导致基因突变、染色体异常等，进而促进细胞癌变。阴道微生态失衡时，有害微生物产生的毒素可能通过诱导宫颈上皮细胞 DNA 损伤，增加宫颈癌的风险。这种机制可能与 HPV 感染协同作用，共同促进宫颈癌的发生和发展。

（二）微生物诱导宿主炎症反应

阴道微生态失衡时，有害微生物的增多会触发宿主的免疫反应，导致局部或全身的炎症反应。长期的炎症反应不仅会对宫颈组织造成损伤，还可能通过释放一系列炎性因子和细胞因子（如 TNF-α、IL-6 等）促进肿瘤相关基因的表达。这些因子能够调节细胞增殖、凋亡和血管生成等过程，为肿瘤细胞的生长和扩散提供有利条件。此外，炎症反应还可能影响宿主的免疫监视功能，使得肿瘤细胞更容易逃避免疫系统的攻击。阴道微生态失衡不仅可以直接引起宫颈组织的炎症反应和损伤，还可能通过影响 HPV 的复制和表达间接促进宫颈癌的发生。HPV 感染是宫颈癌的主要致病因素之一，而阴道微生态失衡可能增加 HPV 的感染率和持续感染时间，从而加剧宫颈病变的程度。

（三）微生物依赖性免疫逃逸促进肿瘤形成

阴道微生态中的某些微生物可能通过促进肿瘤细胞的免疫逃逸来间接影响宫颈癌的发生。有害微生物能够产生抑制免疫细胞功能的物质，如细菌素、毒素等，这些物质能够降低免疫细胞的活性，使其无法有效识别和清除肿瘤细胞。某些微生物能够模拟宿主细胞表面的分子结构，从而欺骗免疫系统，使肿瘤细胞逃脱免疫监视。微生物还可能通过调节宿主的免疫应答，如抑制 T 细胞活性或促进免疫抑制细胞的产生，来创造一个有利于肿瘤细胞生长的环境。这种免疫逃逸机制使得肿瘤细胞能够在宿主体内持续增殖并最终形成肿瘤。

（四）微生物产生的酶与代谢产物间接诱导宫颈癌

1. 菌群产生的酶与代谢产物干扰微生物代谢

乳酸杆菌产生的 H_2O_2 能抑制 HPV 的定植生长，H_2O_2 分解产生羟自由基，可以干扰 HPV 的代谢功能、破坏 HPV 的染色体。

2. 菌群产生的酶与代谢产物诱导机体固有免疫

乳酸杆菌能够分解阴道上皮细胞内的糖原,产生乳酸。这一过程中涉及的酶类(如糖苷水解酶)对于维持阴道的酸性环境至关重要。酸性环境有助于抑制病原微生物的生长,包括 HPV 等病毒,从而可能减少宫颈癌的风险。阴道菌群在代谢过程中可能产生一些抗氧化酶类,这些酶类有助于清除体内的活性氧(ROS)和其他自由基,保护细胞免受氧化应激的损害。乳酸是乳酸杆菌等有益菌的主要代谢产物之一。它通过降低阴道的 pH,创造一个不利于病原微生物生长的环境。此外,乳酸还可能通过激活机体的固有免疫细胞(如巨噬细胞、自然杀伤细胞等),增强免疫反应,从而对抗病原微生物的入侵和肿瘤的形成。乳酸杆菌还能产生过氧化氢,这是一种具有抗菌、抗病毒作用的活性氧分子。过氧化氢能够破坏病原微生物的细胞膜和 DNA,从而抑制其生长和繁殖。在宫颈癌的预防中,过氧化氢可能通过减少 HPV 的感染和持续感染时间,降低宫颈癌的发病风险。

三、阴道微生态评价及在宫颈癌诊断中的应用

早期宫颈癌常无明显症状和体征。宫颈管型患者因宫颈外观正常易漏诊或误诊。如何早期预警宫颈癌在世界范围内仍是一道难题。因此,亟须一种灵敏度和特异性较高的早期预警方法。阴道微生态概念的提出为无创早期检测宫颈癌提供了可能。

(一)常规诊断流程

早期病例的诊断应采用宫颈细胞学检查和(或)HPV 检测、阴道镜检查、宫颈活组织检查的"三阶梯"程序,确诊依据为组织学诊断。检查方法同本章第一节"宫颈鳞状上皮内病变"。宫颈有明显病灶者,可直接在癌灶取材。

对于宫颈活检为 HSIL 但不能除外浸润癌者或活检为可疑微小浸润癌需要测量肿瘤范围以及除外进展期浸润癌者,需行宫颈锥切术。切除组织应做连续病理切片(24～26 张)检查。

确诊后根据具体情况选择胸部 X 线或 CT 平扫、静脉肾盂造影、膀胱镜检查、直肠镜检查、超声检查及盆腔或腹腔增强 CT 或磁共振、PET-CT 等影像学检查。

(二)形态学评价

1. 宫颈癌患者阴道分泌物镜检特征

菌群密集度为Ⅲ～Ⅳ级、多样性为Ⅲ～Ⅳ级、粗大革兰阳性菌减少或消失,显示阴道细菌过度生长,阴道菌群由乳酸菌群向厌氧性菌群转变。

2. 显微镜检

微小浸润性鳞状细胞癌 HSIL 基础上镜检发现小滴状、锯齿状细胞团突破基地膜,浸润间质。浸润性鳞状细胞癌是指癌灶浸润间质范围超出微小浸润癌,多呈网状或团块状浸润间质。根据癌细胞核的多形性与大小及核分裂程度等可将鳞状细胞癌分为高(Ⅰ级)、中(Ⅱ级)、低分化(Ⅲ级)3 种,这种分级法可能提供了肿瘤对化疗和放疗相关的预后信息,但目前更倾向于分为角化型和非角化型。角化型:大致相当于高分化鳞癌,细胞体积大,有明显角化珠形成,可见细胞间桥,细胞异型性较轻,无核分裂或核分裂罕见。非角化型:大致相当于中分化和低分化鳞癌。细胞体积大或较小,可由单细胞角化但无角化珠,细胞间桥不明显,细胞异型性常明显,核分裂象多见。除上述最常见的两种亚型外还有多种亚型:乳头状鳞状细胞癌、基底细胞样鳞状细胞癌、湿疣样癌、疣状癌、鳞状移形细胞癌和淋巴上皮瘤样癌。

3. 物理和生化指标

(1) pH:多项研究表明宫颈癌患者阴道微生态中 pH 升高,这可能与宫颈癌患者阴道微生态中乳酸杆菌丰度减少或功能失调所致。测定阴道分泌物 pH 是阴道菌群异常最敏感的指标,诊断宫颈癌的灵敏度达 90% 以上,但特异性较低、约 60%,宫颈癌患者的 pH 常>5.4。

(2) 乳杆菌功能标志物:乳酸杆菌代谢物包括乳酸菌素、过氧化氢、乳酸。宫颈癌患者乳酸杆菌数量减少或功能失调,乳酸代谢物常减少或消失。

(3) 其他微生物代谢产物及酶活性:宫颈癌患者厌氧菌增多菌群紊乱或合并有 BV,大多数患者唾液酸苷酶阳性。

4. 特异菌种检测

目前在研究中检测细菌种类的常见方法是 16S 高通量测序技术,该技术能够有效地检测样品中复杂的菌种,有一定的临床诊断价值。此外,探针测定和实时 PCR 可识别阴道微生态中的特定菌种。

5. 特异代谢物检测

AMP、天冬氨酸、谷氨酸、次黄嘌呤、乳酸、脯氨酸、焦谷氨酸等代谢物在 SIL 患者中显著升高。

四、宫颈癌微生态失衡的治疗

根据临床分期、患者年龄、生育要求、全身情况、医疗技术水平及设备条件等,综合考虑制定适当的个体化治疗方案。采用手术和放疗为主、化疗为辅的综合治疗。

（一）手术治疗

手术的优点是年轻患者可保留卵巢及阴道功能,主要用于早期宫颈癌（Ⅰ A～Ⅱ A 期）患者。① Ⅰ A1 期:无淋巴脉管间隙浸润者行筋膜外子宫切除术,有淋巴脉管间隙浸润者按Ⅰ A2 期处理。② Ⅰ A2 期:行改良广泛性子宫切除术及盆腔淋巴结切除术或考虑前哨淋巴结绘图活检（sentinel lymphnode mapping）。③ Ⅰ B1 期和Ⅱ A1 期:行广泛性子宫切除术及盆腔淋巴结切除术或考虑前哨淋巴结绘图活检,必要时行腹主动脉旁淋巴取样。④ 部分Ⅰ B2 期和Ⅱ A2 期:行广泛性子宫切除术及盆腔淋巴结切除术和选择性腹主动脉旁淋巴结取样;或同期放、化疗后行子宫切除术;也有采用新辅助化疗后行广泛性子宫切除术及盆腔淋巴结切除术和选择性腹主动脉旁淋巴结取样。未绝经、45 岁以下的鳞癌患者可保留卵巢。要求保留生育功能的年轻患者,ⅠA1 期无淋巴脉管间隙浸润者可行宫颈锥切除术（至少 3 mm 阴性切缘）;ⅠA1 期有淋巴脉管间隙浸润和ⅠA2 期可行宫颈锥切除术加盆腔淋巴结切除术或考虑前哨淋巴结绘图活检,或与Ⅰ B1 期处理相同;一般推荐肿瘤直径小于 2 cm 的Ⅰ B1 期行广泛性宫颈切除术及盆腔淋巴结切除术或考虑前哨淋巴结绘图活检,但若经腹或腹腔镜途径手术,肿瘤直径也可扩展至 2～4 cm。

（二）放射治疗

（1）根治性放疗:适用于部分Ⅰ B2 期、Ⅱ A2 期、Ⅱ B～Ⅳ A 期患者及全身情况不适宜手术的Ⅰ A1～Ⅰ B1/Ⅱ A1 期患者。

（2）辅助放疗:适用于手术后病理检查发现有中、高危因素的患者。

（3）姑息性放疗:适用于晚期患者局部减瘤放疗或对转移病灶姑息放疗。放射治疗包括体外照射和腔内放疗。外照射放疗以三维适形放疗及调强放疗为主,主要针对子宫、宫旁及转移淋巴结。腔内放射多采用铱-192（^{192}Ir）高剂量率腔内及组织间插值放疗,主要针对宫颈、阴道及部分宫旁组织给以大剂量照射。外照射和腔内放疗的合理结合,使病变部位的剂量分布更符合肿瘤生物学特点,可提高局部控制率。

（三）全身治疗

包括全身化疗和靶向治疗、免疫治疗。化疗主要用于晚期、复发转移患者和根治性同期放化疗,也可用于手术前后的辅助治疗。常用抗癌药物有顺铂、卡铂、紫杉醇、拓扑替康等,多采用静脉联合化疗,也可用动脉局部灌注化疗。靶向药物主要是贝伐珠单抗,常与化疗联合应用。方案如顺铂/紫杉醇/贝伐珠单抗、顺铂/紫杉醇、拓扑替康/紫杉醇/贝伐珠单抗、卡铂/紫杉醇方案等。免疫治疗如 PD‐1/PD‐L1 抑制剂等也已在临床使用中。

（四）微生态制剂

益生菌如乳酸杆菌的应用可以拮抗病原体并促进阴道微生态恢复正常状态。研究表明口服鼠李糖乳杆菌 GR-1 和罗伊氏乳杆菌 RC-14 能帮助降低阴道菌群多样性并增加乳酸杆菌的相对丰度。发酵乳杆菌 57A、发酵乳杆菌 57B、加氏乳杆菌 57C 能帮助减低阴道 pH 和 Nugent 评分，帮助恢复正常阴道微生态。从健康女性阴道中分离出的植物乳酸杆菌和发酵乳酸杆菌有显著的黏附能力和乳酸产生能力且对阴道加德纳菌、人白念珠菌有拮抗作用。此外，从健康人中分离出的发酵乳酸杆菌 9LB6、4LB16 和 10LB1、植物乳酸杆菌 9LB4 具有抑制病原体的能力，是潜在的候选益生菌。

另外，微生态制剂还有抗 HPV 的功能。研究表明青春双歧杆菌（*Bifidobacterium adolescentis*）与 SiHA 细胞共培养可以降低 E6、E7 的转录水平，提示益生菌预防宫颈癌的潜在作用。加氏乳酸杆菌（*L. gasseri*）和卷曲乳酸杆菌（*L. crispatus*）联合应用对 HeLa 宫颈癌细胞有细胞毒作用，而对正常宫颈细胞无作用。

综上，微生物组成、HPV 清除率和宫颈病变之间存在联系，提示微生态调节有预防宫颈癌发生的可能性，但仍需进一步的临床试验来证实。

五、护理措施

（一）个性化心理护理，提供情感支持

对患者心理状态进行评估，应用患者思考的方式，同情和理解其切身感受，及时发现情绪变化，找出相关因素，制定有针对性的心理疏导计划，缓解其负面情绪。

1. 对于宫颈鳞状上皮病变患者，向其解释宫颈癌前病变发展成宫颈癌还需要相当长一段时间，因此只要积极配合治疗，定期随访及复查，患者仍可保持良好的生活质量。

2. 对于宫颈癌患者，向其提供疾病相关知识，主动与患者交流、沟通，倾听患者诉说，缓解其不安情绪；与患者共同讨论疾病相关问题，鼓励患者参与，解除其疑虑，缓解不安、焦虑情绪，提高患者对疾病治疗的信心。宫颈癌患者的焦虑抑郁以年轻有生育要求的女性患者尤甚，疾病对其心理影响更大。

（二）手术护理

1. 术前准备

（1）皮肤准备：根据医嘱按照腹部及阴道手术于术日晨做皮肤准备。

（2）阴道准备：根据医嘱分别于术前一日、术日晨予阴道清洁。

（3）肠道准备：根据医嘱术前一日予半流质饮食，术前一日下午予口服泻药，并根据肠道清洁情况决定是否需要清洁灌肠。

2．术后护理

（1）病情观察：术后严密观察患者生命体征；宫颈鳞状上皮病变患者观察阴道出血情况，出血量多于月经量且色鲜红立即汇报医生处理；注意观察患者术后自行排尿情况。宫颈癌患者术后做好引流管的护理，如保持引流管在位、通畅，记录引流液的量、色、质，注意尿液的观察，有异常及时汇报。引流管妥善固定，防止计划外拔管。

（2）营养支持：宫颈鳞状上皮病变患者麻醉清醒即可进食清流质，术后4小时可进食清淡、易消化食物。宫颈癌术后患者手术范围予静脉营养，保持静脉通路在位、通畅，准确记录24小时出入量。根据患者病情恢复情况知道患者饮食的过渡，适当增加高蛋白、高热量、高维生素饮食。

（3）术后活动指导：术后当日指导其被动及床上主动活动，协助患者翻身，促进肠蠕动，避免肠黏连，术后第一天鼓励患者尽早下床活动。

（4）预防感染：保持外阴清洁；遵医嘱应用抗生素，做好陪护、探视管理，减少人员探视。

（三）饮食指导

1．饮食宜营养丰富，鼓励患者多食高蛋白、高维生素、高热量营养丰富食物以保证患者营养充足，增强免疫力，提高其抗病能力。

2．对于阴道出血多的患者，可进食具有补血、止血作用的食物，如木耳、瘦肉、猪肝等。

3．对于白带多且有腥臭味的患者，宜进食清淡、易消化食物，忌油腻、辛辣、刺激、生冷、寒凉食物。

（四）出院指导

1．告知宫颈锥切术的患者术后1个月可恢复性生活。告知宫颈癌患者术后性生活注意事项。

2．向患者讲解随访的重要性，告知患者及家属随访的时间。

（1）对于宫颈锥切术后患者于出院1周后复诊，查看病历报告及检测伤口愈合情况，并遵医嘱随访。

（2）对于宫颈癌的患者，出院后1个月行首次随访，以后每2～3个月复查1次。出院后第2年，每3～6个月复查一次。出院后第3～5年，每半年复查一次。第 6 年开始,每年复查一次。

六、健康教育

(一)健康普及

1. 做好防癌相关知识宣教及普及。

2. 告知患者宫颈癌是感染性疾病,可预防可治愈。

3. 告知患者妇科体检的重要性。适龄妇女定期做宫颈细胞学检查,早期诊断,早期治疗宫颈癌。

(二)个人指导

1. 指导患者每日用流动温水清洗外阴 2 次,保持外阴清洁、干燥,勤换内裤,不穿化纤内裤。

2. 指导患者保持良好的生活方式,合理饮食,坚持锻炼,注意休息,增强机体抵抗力和免疫力。

3. 指导患者健康性行为,教会患者采用适宜的避孕方法,避免无保护性交,避免不洁性行为以及乱交。

4. 治疗期间指导患者积极配合治疗,保持乐观、开朗的状态,提高遵医行为,按时随诊复查。

(三)配偶宣教

1. 指导配偶提供精神支持,倾听患者诉说,缓解其不安情绪。

2. 向患者夫妇宣教性生活注意事项。

(四)延续护理

建立患者健康档案,使患者明确随访的时间、目的及联系方式,着重强调随访的重要性。

主要参考文献

[1] Curty G, De Carvalho P S, Soares M A. The Role of the Cervicovaginal Microbiome on the Genesis and as a Biomarker of Premalignant Cervical Intraepithelial Neoplasia and Invasive Cervical Cancer[J]. Int J Mol Sci, 2019, 21(1):222.

[2] aniewski P, Ilhan ZE, Herbst-Kralovetz MM. The microbiome and gynaecological cancer development, prevention and therapy[J]. Nat Rev Urol, 2020, 17(4):232 - 250.

［3］Khan I, Nam M, Kwon M, et al. LC/MS-Based Polar Metabolite Profiling Identified Unique Biomarker Signatures for Cervical Cancer and Cervical Intraepithelial Neoplasia Using Global and Targeted Metabolomics［J］. Cancers(Basel),2019,11(4):511.

［4］Ilhan Z E, Aniewski P, Thomas N, et al. Deciphering the complex interplay between microbiota, HPV, inflammation and cancer through cervicovaginal metabolic profiling ［J］. EBio Medicine,2019,44:675 - 690.

［5］Porcari A M, Negrão F, Tripodi G L, et al. Molecular Signatures of High-Grade Cervical Lesions［J］. Front Oncol,2018,8:99.

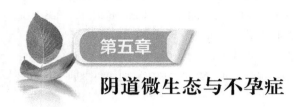

第五章

阴道微生态与不孕症

第一节　阴道微生态与不孕症的关系

一、概述

　　近年来,随着环境污染、不健康饮食和生活方式西化等多种社会及环境因素的影响,我国不孕不育家庭逐渐增多,已成为日益严重的社会问题。不孕不育主要为女性因素导致(约占 60％以上)。女性不孕病因较为复杂,可大致分为器质性(有明显的生殖系统病理特征)和功能性(无明显的病因)不孕。目前临床上常见的女性不孕主要病因包括:输卵管因素(堵塞、黏连和积水等)、子宫内膜因素(异位症)、多囊卵巢综合征、染色体因素、免疫因素和子宫肌瘤等,并且随着年龄的增长,不孕的发病率也相应增加。

　　正常女性阴道整体环境偏酸,在此环境下形成的特殊阴道微生态系统中菌种繁多、相互共生和协调,能够对抗和抵制外界病原微生物的入侵,但是菌群的平衡被破坏也会影响女性的健康状态和生育能力。育龄期女性的多种生育相关因素(包括阴道 pH、基础雌二醇、黄体生成素和卵泡刺激素等激素水平)都可能影响阴道微生态的组成。此外,阴道微生态的失衡可能会继发引起阴道内源性或者外源性微生物的入侵,导致各种阴道炎症或感染的发生,严重情况会引发子宫内膜甚至盆腔炎等疾病,最终可能导致不孕或者不良妊娠结局。因此,近年来国内外越来越多的研究开始关注阴道微生态与女性不孕症之间的关系,虽然早期认为阴道微生态对女性不孕影响不大,近期则有很多研究证据表明阴道微生态与女性不孕密切相关。本节将围绕这一议题,结合已报道的研究方法和分析结果,重点讨论阴道菌群失调及其导致的感染等病理状态对受精过程和妊娠结局的影响。此外,我们还将探讨将来在临床实践中利用阴道微生态的状态作为不孕诊断或受孕结局预测指标的可能性和实现途径。

二、研究方法

不孕不育诊断标准一般为备孕一年未怀孕,而女性不孕的一般病因学诊断流程主要包括病史咨询、一般检查(体温和血液、尿液检查等)和特殊检查(超声波、激素、子宫、染色体和抗体等病因学检查),并根据检查结果和妊娠史进行详细分类和诊断。除上述按不同病因分类(器质性不孕与功能性不孕)分类外,女性不孕按妊娠史还可以分为先天性不孕(通常由机体本身存在异常导致子宫或卵巢功能异常造成的不孕)和继发性不孕(又称为后天性不孕,指由妇科炎症或者反复流产等因素造成的不孕)两大类。

目前主要用于评估女性不孕关联性的阴道微生态相关指标包括:白带pH、阴道清洁度、微生物整体丰度和结构、细菌、真菌和支原体等检测。一般的纳入及采样前标准包括:近期未使用阴道药物以及避孕药物(或者其他避孕措施),近一周内无性生活,月经干净7天以上,此外还需要根据非研究因素相关的临床参数匹配数目相当的对照样本数,通常的对照组为正常生育史女性,但是如果要研究不同类别不孕患者微生物组成的差异,则按各类型不孕患者进行分组。

由于不孕影响因素较为复杂,在研究和分析的过程中还需要考虑多种干扰因素,例如研究对象的年龄、身体质量指数(BMI)、排卵障碍、输卵管闭塞、子宫畸形、卵巢功能早衰、内分泌失调和其他可能导致不孕的影响因素和病症。但是需要说明的是,某些因素可能和阴道微生态之间存在相互关联,例如阴道菌群诱发的炎症会影响到卵巢排卵和输卵管功能,需要在临床实践中加以鉴别。此外,还要排除明显由男性因素导致的受精和早期胚胎发育障碍。

女性生殖道不同部位微生物组成可能存在差异,例如阴道和子宫内膜之间微生物就存在明显差异,由于胚胎植入、妊娠维持和其他妇科疾病相关生理或病理性进程发生于子宫腔内,一般认为上生殖道的微生物感染可能与女性不孕因素更相关。由于环境及器械容易造成微生物污染,因此要严格遵循无菌原则,因此样本一般采集流程为:在内窥镜下暴露宫颈,用无菌棉拭子(或生理盐水浸泡)采集阴道深部、后穹窿或宫颈口处分泌物,采样完成后应当立即进行各项检测。

数据统计及分析方法：连续计量资料按数据分布可分为正态分布（或近似）和非正态分布数据，正态分布数据适合用均数±标准差（±s）表示，而非正态分布数据一般用百分位数及其范围表示（如中位数和四分位数范围）。正态分布数据一般采用参数检验，包括常用的独立样本 t 检验、配对 t 检验、方差分析和相关系数分析等方法；而非正态分布数据常用 Mann-Whitney U 检验、Wilcoxon 符号秩和检验和 Kruskal-Wallis 秩和检验等非参数检验方法。分类或计数资料根据具体数据类型和不用分析目的可以采用卡方经验以及复杂线性和回归模型。

三、研究进展与结论

目前已有多篇研究报道了育龄期女性阴道微生态与不孕症的关系，表 5 - 1 - 1 列举了国内代表性的相关研究案例。这些研究最少基于 74 例不孕样本，最大纳入了 300 例不孕患者样本。研究的微生物及其相关指标也多种多样，包括阴道微生物状态间接指标（白带 pH 和炎性反应），阴道微生物整体指标（阴道清洁度、微生态失调、菌群密集度、菌群多样性和优势菌）以及具体类别的微生物直接评价指标（特定微生物的丰度和检出率）。

大部分研究表明育龄期女性阴道的微生态失调与不孕存在着一定的关联性，并且这种关联性是正相关的，即患者阴道中特定微生物的增加可能导致女性不孕风险。例如：不孕女性（尤其是功能性不孕和后天性不孕）中三类微生物的检出率（念珠菌、阴道毛滴虫和线索细胞）明显高于正常对照组。除了比较正常组和对照组之间的差异，有的研究还深入分析了不孕患者中不同微生物的检出率的高低，例如在对不孕女性阴道中革兰阳性球菌、革兰阴性菌、加德纳菌、霉菌及滴虫等的研究中发现，微生物的检出率按检出率由高到低为：加德纳菌、G^+ 球菌、霉菌、G^- 杆菌、G^- 球菌、G^- 双球菌、滴虫。除了探讨特定种类的微生物影响外，还可以研究混合型微生物感染的影响，例如对真菌菌丝、滴虫、淋球菌、解脲支原体和沙眼衣原体的研究表明，单一病原体感染解脲支原体居于首位，其次是阴道混合型感染，包括假丝酵母菌＋解脲支原体，线索细胞＋解脲支原体和线索细胞＋假丝酵母菌等不同组合。此外，除了比较不孕与正常女性阴道微生物差异外，也有研究不同类型不孕之间的微生物差异，例如通过比较输卵管性不孕和非输卵管性不孕之间多种微生物差异（包括：大肠埃希菌、淋球菌、假丝酵母菌、金黄色葡萄球菌、表皮葡萄球菌、肠杆菌、沙眼衣原体、解脲支原体、乳杆菌、线索细胞和阴道毛滴虫等），

表5-1-1 女性阴道微生物与不孕症关系研究案例

国家	地区	研究单位	纳入日期	样本量	微生物指标	统计方法	结果	发表日期
中国	河北省沧州市	沧州中西医结合医院	1996—1999	89例不孕+37例正常	革兰阴性球菌、革兰阴性菌、加德纳菌、霉菌及滴虫等	卡方检验	感染检出率高低:加德纳菌、G⁻球菌>霉菌、G⁻杆菌、G⁻球菌>G⁻双球菌、滴虫	2001-08
中国	北京市	北京大学第一医院	2009.5—2010.7	300例不孕+389例正常	微生态失调、菌群密度、菌群多样性、优势菌、炎性反应	卡方检验	不孕女性中BV、VVC的患病率和阴道菌群异常的发生率不高于健康体检女性	2011-04
中国	安徽省亳州市	亳州市人民医院	2014.8—2015.10	200例不孕+210例正常	真菌菌丝、滴虫、淋球菌、解脲支原体、沙眼衣原体	卡方检验	不孕症患者的阴道微生态失调率高于健康育龄期女性,其中单一病原体感染、解脲支原体居于首位,其次是阴道混合性感染	2016-08
中国	浙江省温州市	温州市中医院	2014.6—2016.6	100例不孕+100例正常	白带pH、阴道清洁度、念珠菌、阴道毛滴虫及线索细胞	Logistic分析	白带pH、阴道清洁度、念珠菌、阴道毛滴虫及线索细胞等因素与不孕症的发生有密切的关系	2017-06
中国	陕西省铜川市	铜川矿务局中心医院	2017.1—2018.12	74例输卵管性不孕+74例非输卵管性不孕	大肠埃希菌、淋球菌、假丝酵母菌、金黄色葡萄球菌、表皮葡萄球菌、肠球菌、沙眼衣原体、解脲支原体、乳杆菌、线索细胞、阴道毛滴虫等	卡方检验	沙眼衣原体和解脲支原体感染可能与输卵管性不孕发生相关,其他微生物无明显差异	2019-10

说明:G⁻(革兰阴性),BV(细菌阴道病),VVC(外阴阴道假丝酵母菌病)。

发现仅有沙眼衣原体和解脲支原体感染的检出率存在统计学差异,说明这两种微生物可能和输卵管性不孕存在一定的直接或间接的因果关系。但是也有研究数据表明,阴道微生态的某些相关参数可能和女性不孕之间无明显相关性,例如通过对 300 例不孕女性的研究发现细菌性阴道病和外阴阴道假丝酵母菌病的发生率并不明显高于健康女性。

国内的研究结果基本与国外的研究相一致,其中较多证据支持沙眼衣原体和淋病奈瑟球菌可作为致病菌导致生殖系统感染,并与输卵管因素不孕和盆腔炎密切。而其他可经性传播的微生物,如生殖支原体和阴道毛滴虫等与女性不孕的关联性研究较少。

四、总结与展望

综上所述,女性不孕因素较为复杂,而阴道微生物失调作为一种常见的与女性生殖道感染密切相关的病理状态,越来越多的研究开始关注其与女性不孕之间的关联性。虽然大部分研究证据表明阴道微生物相关评价参数及某些特定种类的微生物与女性不孕之间存在一定的关联性,但是也有部分研究表明细菌性阴道病等指标在不孕患者和正常女性之间差异并不明显。这些研究的不一致主要由内在(不孕症本身内在复杂性)和外在(目前研究方法及深度局限性)两方面因素造成。首先,不孕不育可由男方或女方因素造成,对于不明原因的不孕不育较难界定“女性不孕”;其次,女性阴道微生态的组成及动态变化较为复杂,外部用药(包括抗生素或者避孕相关药物)、自身非生殖系统直接相关的病理状态(如免疫低下)以及性生活等因素都会造成阴道微生态的动态变化,这给鉴别直接与不孕相关的微生物造成了干扰和复杂度。此外,对于外因,主要是目前取样易造成污染,同时大部分研究的样本量较少、样本来源较单一(多为单一中心研究)、研究的微生态指标也往往有限。

毋庸置疑的是,阴道微生态失调与女性不孕之间存在一定的关联性,但是未来仍然需要开展更多高质量和更系统的病例对照研究或队列研究以验证研究结论。鉴于目前研究存在的缺陷,我们认为将来改进的方向包括:

(1)加大样本量,只有足够的样本才能保证结果的可靠性和可重复性。

(2)推动多中心研究,多中心研究除了能提高样本量及进一步验证外,还能基于多中心研究探讨地区性、种族相关的阴道微生态差异。

(3)统一研究标准:制定统一的诊断、纳入、排除和采样标准,将有利于多中心研究和后期不同研究的数据整合分析。

（4）细化疾病分类和评价指标：女性不孕因素复杂，进一步细化疾病的分类和阴道微生态评价指标能够找到更直接的关联因素、排除干扰因素。

（5）采用更可靠的数据分析方法：目前大部分研究基于较为简单的卡方检验比较不孕组和正常组之间的发生率，为了进一步提高检验效能，可以采用较为复杂的线性模型等分析方法。

（6）采用新的研究方法：随着高通量测序和质谱仪器的发展，多组学和单细胞研究也给阴道微生态的未来研究提供了新的机遇（将在后续章节中详细讨论）。

除了上述临床研究，我们还强调基础研究的重要性，例如已知阴道中正常存在95％以上的乳杆菌，主要通过乳酸使阴道保持酸性环境，通过产生过氧化物等抑制或杀灭其他有害病原体（如滴虫、加德纳菌或假丝酵母菌等）。临床研究仅仅能告诉我们阴道微生态某项指标和女性不孕存在一定的关联性，而基础研究能够帮助我们深入了解这种关联性的内在分子机制，"基础研究"作为桥梁作用，帮助实现"临床研究"—"转化研究"—"临床应用"。尽管目前阴道微生态与不孕症的研究还局限于"临床研究"阶段，但是我们相信在不远的将来可以直接或间接（辅助）应用于不孕症的精准诊断、分型、预后判断和治疗等领域。

第二节　阴道微生态对辅助生殖的影响

一、概述

随着不孕不育患者的逐年增加，当前社会对辅助生殖技术的需求也越来越多。随着技术的不断发展和革新，人类辅助生殖实验室技术及相关临床应用也变得越来越复杂，各种不孕不育相关临床问题都有相应的解决方案。目前已在国内应用的辅助生殖技术主要包括人工授精技术、第一代试管婴儿技术（体外受精-胚胎移植）、第二代试管婴儿技术（卵泡浆内单精子显微注射技术）、第三代试管婴儿技术（植入前遗传学诊断）、配子及胚胎冷冻保存技术和解冻胚胎移植技术。此外，第四代试管婴儿技术（卵泡胞浆置换技术）已经在美国等地区开展。

在上一章节中我们重点讨论了阴道微生态与女性不育之间的关联性，而辅助生殖技术与阴道微生态之间也可能存在相互影响的关系。首先,部分辅助生殖及其相关手术操作(如阴道 B 超引导下取卵)或者用药(抗生素)过程中也可能会导致阴道菌群失调或者感染的发生,从而继发影响受孕及妊娠结局。另一方面,虽然已知阴道微生态对女性受孕及妊娠结局都有一定的影响,但是辅助生殖技术介导的授精、移植、受孕或者妊娠过程与自然条件存在一定的差异性。因此,在辅助生殖及其后续过程中,阴道微生态对受孕及妊娠结局都可能会造成不同的影响。本节将围绕这两方面系统阐述辅助生殖技术与阴道微生态之间关联性的研究进展,并初步探讨在辅助生殖临床实践中通过阴道微生态改善妊娠结局的可能途径。

二、辅助生殖技术对阴道微生态的影响

辅助生殖技术种类繁多,其中涉及其相关用药、检查和手术操作等多种因素都可能对阴道微生物的状态造成影响。体外受精-胚胎移植(in vitro fertilization and embryo transfer,IVF-ET)成功的关键条件之一是要获取一定数量、成熟以及高质量的卵母细胞,因此控制性超促排卵(controlled ovarian hyperstimulation,COH)是 IVF-ET 治疗方案中重要的环节之一。COH 包括长方案、短方案、微刺激和自然周期等多种方案,其中目前临床应用较多的长短方案都涉及使用促性腺激素释放激素激动剂(GnRH-a)、促排卵药物以及人绒毛膜促性腺激素(HCG)等药物。在临床实际应用中,不孕患者往往经历多次 COH 过程,这些药物的定期使用使体内雌激素达到较高水平,可能对阴道内生态环境造成一定的影响。在 2010 年,北京大学第一医院分析了 100 例接受 GnRH-a 长方案治疗的患者在 COH 前以及 HCG 注射后阴道微生态的状态,发现不孕患者在 COH 治疗后容易发生阴道微生物菌群失调。如果在 COH 之前已经存在微生物菌群异常的患者,则在治疗后会发生更严重的微生态失调。但是该研究仅考察了较简单的微生态评估指标:霉菌性阴道炎(VVC)和细菌性阴道炎(BV),在菌群结构方面仅分析了治疗前后革兰阳性球菌和革兰阴性杆菌。

取卵是 IVF-ET 技术中的常规操作,主要包括阴道 B 超引导下取卵(transvaginal ultrasound guided oocyte retrieval,TUGOR)和腹腔镜取卵。但是除合子输卵管转移和配子输卵管转移等特殊病例需要腹腔镜取卵外,临床常用超声引导取卵。超声引导取卵虽然具有操作简便及患者受痛苦较少等优点,但是操作过程可能会引发出血、脏器损伤和感染等并发症。其中,感

染主要包括穿刺局部感染、盆腔炎症、输卵管卵巢脓肿和腹膜炎等。发生感染的主要诱因可能为操作过程中导致阴道细菌上行性蔓延及腹腔接种的结果。尽管感染作为 TUGOR 的并发症发生率较低,但是由于造成的危害较大,因此在实际临床实践中应当引起重视。为了防止感染的发生,在术前可进行预防性服用抗生素或者进行阴道消毒,但是对于是否有必要进行预防处理及其副作用(降低妊娠率及对阴道微生态的影响)仍然存在争议。在手术过程中应当严格进行规范和无菌的 TUGOR 操作,避免多穿刺点手术和避开风险因素(例如避免内膜囊肿),同时准备术后可能的治疗方案,首选抗生素进行保守治疗,并慎重考虑手术治疗。

在 2012 年,由斯坦福大学、加利福尼亚大学和密歇根大学联合开展的一项研究系统分析了 IVF-ET 整个治疗过程中不孕患者阴道微生态的动态变化过程。该研究共纳入了 30 例接受 IVF-ET 治疗方案的不孕女性,其中 19 名采用长黄体方案(LLP)、5 名采用微刺激方案(MFP)、4 名采用 DHP 方案、1 名采用极低剂量醋酸亮丙瑞林方案(VLDL),以及 1 名采用拮抗剂方案(AP)。按治疗过程可将 IVF-ET 划分为 5 个阶段:治疗前对照期、hCG 注射前/卵泡发育晚期、hCG 注射期、胚胎移植期和妊娠期(6~8 周),并检测了各期雌二醇(E2)和孕酮(P4)的浓度以及微生物多样性(基于 16s rRNA 测序的数据分析)。该研究发现大部分患者存在不同时期的微生物丰度的转变,其中约 33% 的患者在治疗过程中出现明显的新的菌种,但是在妊娠后无明显改变。随着激素浓度的变化,阴道菌群的丰度也发生相应改变,同时该研究也初步发现菌群的丰度与胚胎移植的结局也存在一定的关联性(是否活产)。

三、阴道微生态对辅助生殖结局影响

在前文我们讨论了辅助生殖技术中相关操作(用药或手术操作)对阴道微生态本身的直接影响,除控制性超排卵和取卵手术可能会造成阴道微生态失调或者宫颈感染外,移植手术操作过程中移植管经阴道移入子宫内,也可能会携带阴道及宫颈的菌群及病原菌至宫腔,从而可能间接影响后续胚胎发育的成功率。此外,由于妊娠期女性体内雌激素水平长期处于较高水平,阴道内糖原堆积以及 pH 的变化有利于微生物的繁殖,从而导致孕期阴道微生态环境的改变。已有文献表明约 80% 的 30 周前的早产可能与阴道内病原菌上行感染相关,同时细菌性阴道炎也可能诱发胎膜早破和流产等不良妊娠结局。近年来,国内外越来越多的研究证据表明阴道内菌群及病原体的病理影响可能不仅仅局限于对正常受孕的影响,辅助生殖助孕涉及额外的用药及手术操作,阴道微生态的失调或特定菌群丰度的改变也可能对辅助生殖成功率(妊娠结局)具有一定的影响(表5-2-1)。

表5-2-1 阴道微生态与辅助生殖结局相关性研究案例

国家	发表时间	样本量	采用辅助生殖技术	主要结论
中国	2019	150	控制性超促排卵和体外受精-胚胎移植	妊娠率无明显差异
意大利	2020	23	人工授精	显著影响成功率
丹麦	2016	130	体外受精	妊娠率显著差异
荷兰	2019	192	体外受精或卵母细胞胞浆内单精子注射	缺乏乳酸菌成功率较低
西班牙	2019	31	控制性超促排卵和卵母细胞胞浆内单精子注射	妊娠率无明显差异
西班牙	2019	150	捐卵并进行体外受精或卵母细胞胞浆内单精子注射	妊娠率无明显差异

例如,国内的一项研究纳入了150例经过控制性超促排卵和体外受精-胚胎移植的不孕患者,通过比较控制性超促排卵前和人绒毛膜促性腺激素(取卵前)两次阴道微生态检查结果,主要检测微生态相关参数(包括密集度、多样性、优势菌和微生物功能)。首先,该研究验证了控制性超促排卵手术操作会导致阴道微生态失调的显著增加,并且手术前阴道微生态已经改变会加剧这一病理过程。但是,该研究发现COH致阴道微生态失调的患者虽然生化妊娠率、临床妊娠率、种植率和活产率在数值上均呈下降趋势,但是差异并无明显统计学意义。由于在本研究实际临床实践中,经诊断出现阴道微生态导致炎症的往往进行相应的治疗,在阴道菌群正常后才进入IVF-ET周期,实际上COH致阴道微生态失调对妊娠结局的影响应该被严重低估了,因此该研究结论有待进一步验证。

国外对阴道微生态与辅助生殖技术关系的研究相对较多,例如意大利圣拉斐尔生命健康大学的研究人员比较了23对特发性不育夫妇的阴道和精液微生态组成及其与子宫内授精(人工授精,IUI)结局(妊娠率)的关联性。其中,与对照组相比,不育女性患者阴道微生物的组成发生了明显变化,而对应男性精液微生物组成则无明显差异。这充分说明对于特发性不育夫妇,阴道微生态而非精浆微生态的紊乱可能影响IUI的成功率,其中卷曲乳杆菌

（*L. crispatus*）对 IUI 成功率影响最大（$P < 0.001$）。该研究为前瞻性研究设计，但是在研究的过程中并没有针对微生物变化进行相应的处理，因此本研究能较真实反映阴道微生态的改变对 IUI 成功率的影响。除 IUI 外，IVF 是临床上较常用的辅助治疗方式之一，丹麦斯基夫地区医院的研究人员分析了130 例进行体外受精治疗的不孕患者阴道微生物的组成，样本收集于 IVF 治疗前 2~4 周，研究结果显示阴道微生态改变的患者妊娠率仅为 9%，而正常菌群患者妊娠率为 47%，差异具有统计学意义（$P < 0.01$）。荷兰伊拉斯谟大学医学中心的研究人员也开展了一项前瞻性队列研究，共纳入了 303 例进行 IVF 或 IVF-ICSI（卵母细胞胞浆内单精子注射）治疗的女性患者（最终 192 例完成了移植周期），通过比较辅助生殖操作前的阴道微生态组成发现缺乏乳酸菌的女性患者胚胎移植的成功率相对较低，据此建立的预测模型具有较高的精确性（94%），但是敏感度较低（26%）。然而，也有部分国外研究表明阴道微生态的改变与辅助生殖结局并无明显相关性。例如，西班牙伯纳乌研究院的研究人员比较了 31 名进行辅助生殖技术治疗女性患者的阴道微生物样本（取自胚胎移植前和移植过程中），这些患者主要经历控制性超促排卵、卵母细胞胞浆内单精子注射和冷冻复苏移植单胚胎等操作，纳入的样本中有14 位患者移植后未孕，而剩余 17 例患者移植后成功怀孕，但是研究结果显示两组之间阴道微生物组成并无明显统计学差异，其可能原因主要为样本数量较少，其次，该研究并没有具体鉴别和区分不孕具体病因，可能移植成功和失败组内部因素较为复杂。此外，西班牙巴塞罗那自治大学的研究人员也收集了 150 例接受捐卵并进行体外受精或卵母细胞胞浆内单精子注射操作的女性患者（单胚胎移植），采集了移植前阴道分泌物样本并比较成功生育和未生育患者之间微生物组成差异，研究结果显示阴道细菌菌群的状态并不直接影响体外受精的活胎出生率。

四、护理措施

（一）心理护理

提供情感支持，加强心理建设：

（1）正确评估患者心理状态，换位思考，同情和理解其切身感受。鼓励患者表达自己真实的想法，取得患者家属的支持。

（2）鼓励患者及家属积极调整心态，配合医生定期进行相应诊疗。

（二）健康教育

1. 饮食指导

（1）饮食规律、均衡，戒烟限酒，多食新鲜蔬菜水果，多食富含优质蛋白、维生素的食物。

（2）限制辛辣、刺激食物，限制脂肪、糖类的大量摄入，避免大量摄入保健品、补品，避免暴饮暴食或过度节食，控制体重。

2. 生活管理

（1）指导患者坚持锻炼，适当休息，增强机体抵抗力和免疫力。避免过度劳累。

（2）规律生活，养成健康的、规律的作息习惯，切忌熬夜。学会测量基础体温、监测排卵日、计算排卵期。

（3）注意性生活卫生，避免房事过频。

（4）避免接触放射线和对身体有害的物质如某些化学品和重金属等，避免高温作业。

（5）积极治疗生殖系统疾病和其他基础疾病。

五、总结与展望

综上所述，国内外越来越多的研究开始关注辅助生殖技术与阴道微生态之间的关系，女性作为辅助生殖技术的主要实施对象，往往要经历长期的用药准备以及多步骤的有创手术操作，因此辅助生殖技术首先可能会对女性阴道或者宫颈等微生态造成一定的影响，而阴道微生态的异常改变也可能会对辅助生殖技术的结局造成一定的影响。但是目前对该领域的研究还处在起步阶段，研究方法和内容都有一定的局限性，导致部分研究之间的结果存在差异。首先，如表 5-2-1 所示，大部分研究入组的样本量较少；其次，由于辅助生殖技术及其各环节较为复杂，例如按受精方式可分为人工授精、体外受精和单精子注射，按女性卵子或胚胎操作流程可分为促排卵、卵泡监测、取卵、冷冻胚胎、胚胎移植和多胎减胎等。然而大部分研究没有严格区分和控制各环节的影响因素，如结合促排卵和体外受精-胚胎系列操作，或者混合体外受精和卵母细胞胞浆内单精子注射两种技术方法。还有的研究只考虑单个因素（实际上还存在其他辅助生殖相关操作），例如只考虑人工授精，即使是简单的人工授精，也要考虑和控制女方的服药因素以及男方的精液微生态的影响。此外,阴道微生物收样时间、是否冷冻胚胎处理、是否使用捐卵也会对关联结果的分析有一定的影响。最后,还应当统一正常阴道微生态的评价方法(操作标准化)和观测指标(生化妊娠率、临床妊娠率或活产率等)及其判读阈值。因此,目前的研究结果具有有限的参考价值,并且各研究之间没有直接的可比性。在将来的研究当中,应当扩大样本量,严格控制入组和研究因素,统一临床判读、实验操作和数据分析标准,积极开展多中心研究进行数据整合和荟萃分析,进一步明确阴道微生态与辅助生殖技术之间的关系。

由于辅助生殖技术手术操作的直接目标部位往往是卵巢(取卵)和宫颈(胚胎移植)等部位,而阴道是间接影响部位,因此在将来的研究中还应当结合阴道微生态与其他部位微生物改变或者感染的关系来分析阴道微生态对妊娠结局的间接影响。例如,有研究发现子宫内膜微生物群的异常也对胚胎移植的成功率有一定的影响。因此有必要探讨辅助生殖操作过程中阴道微生态与其他部位炎症的因果关联性。阴道微生态的研究将有助于我们了解未知原因不孕不育及不良辅助生殖结局的可能原因,同时也为我们在临床上治疗不孕不育提供了新的思路。例如,有研究成功将正常阴道微生物移植到具有顽固性阴道炎的患者能够长期缓解症状。在未来的研究中可以探讨微生态失衡可能导致的不良妊娠结局是否能采用菌群移植方法治疗,这将为相应病因的不孕不育患者提供了备选的治疗方案和参考依据。

主要参考文献

[1] 姚娟,等."全面二胎"政策实施后辅助生殖技术妇女的临床特征研究[J]. 中国妇幼保健,2018,33(19):4331-4333.

[2] 张蕾,等.IVF-ET 周期中控制性超促排卵对阴道微生态的影响[J]. 中国性科学,2012,21(02):8-11.

[3] 姜婷,李昆明.阴道超声引导穿刺取卵术的并发症及处理[J]. 医学综述,2014,20(07):1274-1277.

[4] Hyman R W, et al. The dynamics of the vaginal microbiome during infertility therapy with in vitro fertilization-embryo transfer[J]. J Assist Reprod Genet,2012,29(2):105-15.

[5] 张帝开,李佳琛.阴道微生态环境对辅助生殖技术安全性影响[J]. 中国实用妇科与产科杂志,2018,34(6):605-608.

[6] 李爱民,等. 辅助生殖技术中的阴道微生态及对妊娠结局的影响[J]. 河北医药,2019, 41(13):2040 - 2042.

[7] Amato V, et al. Differential Composition of Vaginal Microbiome, but Not of Seminal Microbiome, Is Associated With Successful Intrauterine Insemination in Couples With Idiopathic Infertility: A Prospective Observational Study[J]. Open Forum Infect Dis, 2020,7(1):525.

[8] Haahr T, et al. Abnormal vaginal microbiota may be associated with poor reproductive outcomes: a prospective study in IVF patients [J]. Hum Reprod, 2016, 31 (4): 795 - 803.

[9] Koedooder R, et al. The vaginal microbiome as a predictor for outcome of in vitro fertilization with or without intracytoplasmic sperm injection: a prospective study[J]. Hum Reprod,2019,34(6): 1042 - 1054.

[10] Bernabeu A, et al. Effect of the vaginal microbiome on the pregnancy rate in women receiving assisted reproductive treatment[J]. J Assist Reprod Genet, 2019, 36 (10): 2111 - 2119.

[11] Vergaro P, et al. Vaginal microbiota profile at the time of embryo transfer does not affect live birth rate in IVF cycles with donated oocytes[J]. Reprod Biomed Online, 2019,38(6): 883 - 891.

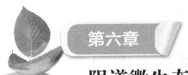

阴道微生态的规范化诊断及研究方法

第一节　生物化学及显微镜检查

　　阴道微生态系统是人体微生态系统的组成之一，正常情况下阴道微生态环境是由正常阴道解剖结构、周期性的内分泌变化、阴道局部免疫系统、阴道各种菌群四大部分共同组成。阴道内微生物菌群种类繁多，相互共生和拮抗，受到体内、外各种因素的影响。正常的阴道微生物菌群以乳杆菌为优势菌，可伴有少量其他杂菌共生，阴道 pH 在 3.8～4.5 之间。阴道微生态平衡失调时，可发生以阴道菌群异常和阴道 pH 异常为特征的变化，是一种趋势性的变化，可导致阴道对致病性微生物的抵抗力降低，引起炎症感染。

　　目前，阴道微生态系统检测主要包括理学检查、显微镜检查及生物化学检测三种。理学检查一般由临床医师完成，观察阴道分泌物外观，直接记录结果；显微镜检查分为阴道分泌物清洁度判断和病原微生物检查两种；生物化学检测主要是测定阴道微生物的代谢产物及酶的活性。显微镜检查及生物化学检测互为补充，从而综合评价阴道微生态状况。

一、显微镜检查

（一）湿片检查（生理盐水直接涂片法）

1. 标本采集

　　标本采集前 24 h 禁止性交、盆浴、阴道检查、阴道灌洗及局部用药等，以免影响检查结果。取材所用的刮板、吸管或棉拭子必须清洁干燥，不粘有任何化学药品或润滑剂。将窥器以少量生理盐水润滑后放入阴道内，暴露子宫颈,以干棉签从阴道上 1/3 侧壁刮取分泌物,并在清洁载玻片上均匀涂抹;另取 1 根棉签(化纤成分最佳)于相同部位刮取分泌物,置于试管内。

2. 清洁度检查

阴道清洁度是利用显微镜对阴道分泌物湿片进行白细胞、上皮细胞、阴道杆菌与杂菌多少来判断阴道是否有炎症的指标,一般以罗马数字表示。清洁度Ⅰ°～Ⅱ°为正常,Ⅲ°～Ⅳ°为异常。同时常可发现其他病原微生物,如真菌或滴虫等。当清洁度达到Ⅲ°或Ⅳ°时,多数情况下可诊断为阴道炎症,如细菌性阴道炎、滴虫性阴道炎、霉菌性阴道炎等,对炎症的治疗提供直接的依据。具体清洁度分级见表 6-1-1。

表 6-1-1 阴道分泌物清洁度分级

清洁度	杆菌	杂菌	上皮细胞	白细胞(脓细胞)	临床意义
Ⅰ°	＋＋＋＋	－	＋＋＋＋	0～5 个/HP	正常
Ⅱ°	＋＋	－	＋＋	5～15 个/HP	正常
Ⅲ°	－	＋＋	－	15～30 个/HP	提示有炎症
Ⅳ°	－	＋＋＋＋	－	＞30 个/HP	严重阴道炎

阴道清洁度的判定标准注释如下:

Ⅰ° 镜下可见大量的阴道杆菌,无杂菌,并可见大量上皮细胞,偶见白细胞;

Ⅱ° 以阴道杆菌为主,上皮细胞亦可见,也有部分白细胞和杂菌;

Ⅲ° 只见少量阴道杆菌和上皮细胞,但有大量白细胞和其他杂菌;

Ⅳ° 镜下无阴道杆菌,几乎全是白细胞和大量杂菌。

3. 线索细胞

线索细胞是加德纳菌或小杆菌感染正常的鳞状上皮细胞,使正常的上皮细胞形态发生改变,如边缘不整齐、粗糙、透明度不高等。其为阴道脱落上皮细胞上黏附大量加德纳菌等厌氧菌的一种形态表现。当阴道分泌物中线索细胞大于 20% 时,一般预示患了细菌性阴道病。

(二)涂片染色检查

阴道分泌物涂片染色法是确诊阴道炎最常用的方法之一。阴道分泌物直接涂制成薄片,经过革兰染色,油镜下进行病原微生物检查。

1. 菌群密集度(优势菌群)

菌群密集度是指阴道分泌物标本中细菌分布、排列的密集程度和不同细菌种群间的大致比例。菌群中密集度最大的细菌种类称为优势菌群,很大程度上影响着阴道微生态的发展。通过显微镜观察阴道分泌物涂片染色标本中的细菌分布和排列,可以直接判断分级。菌群密集度分Ⅳ级,即:Ⅰ级:每视野平均细菌数 1～9 个;Ⅱ级:每视野平均细菌数 10～99 个;Ⅲ级:每视野平均细菌数 100 个以上;Ⅳ级:细菌聚集成团或密集覆盖黏膜上皮细胞。

2. 菌群多样性

菌群多样性是指菌群中所有细菌种类的多少。分为Ⅳ级,即:Ⅰ级:能辨别 1～3 种细菌;Ⅱ级:能辨别 4～6 种细菌;Ⅲ级:能辨别 7～10 种细菌;Ⅳ级:能辨别 11 种以上细菌。

3. 真菌

在念珠菌性阴道炎中,可见明显的菌丝相、孢子相、菌丝孢子双相的涂片染色。油镜可见真菌孢子呈西瓜子样,可找到成群革兰阳性浓染的卵圆形孢子,可见芽生孢子和假菌丝(细长而直,有分支或者隔,呈节段状,形状似竹竿)。

4. 滴虫

革兰染色阳性,大小多为白细胞的 2～3 倍,呈梨形、圆形、椭圆形或不规则形,内有食物泡,周边有大量的白细胞或上皮细胞碎片,偶尔可见鞭毛。

5. 阴道加德纳菌

革兰染色阴阳性不定,保存菌趋向阴性,新鲜标本趋向阳性。细菌大小 $(1.5～2.5)\mu m \times 0.5\ \mu m$,无鞭毛,无荚膜,无芽孢。染色后可见黏附于上皮细胞上的大量细菌为革兰阴性小杆菌或染色不定的球杆菌,它是形成线索细胞的主要菌丛。在细菌阴道炎中,染色可见紫蓝色的棒状乳酸杆菌大量减少,可发现有大量深紫色小杆菌或球状杆菌聚集在淡红色上皮细胞上形成其边缘灰暗呈锯齿状的线索细胞。

二、生物化学检查

阴道中不同的微生物可产生不同的代谢产物以及不同的酶的活性。随着检验技术不断进步和发展,阴道分泌物酶谱分析技术在临床的应用越来越广泛,因此,根据不同的微生物的代谢产物及酶的活性设立不同的标志物。检测其功能酶指标,可快速、全面地反映阴道是否存在各类炎症及微生态的平衡状态,为阴道炎症类型提供依据,从而更好地指导临床医生的诊断和治疗。

1. 过氧化氢(H_2O_2)

乳酸杆菌的代谢产物,包括乳酸菌素、H_2O_2、乳酸。H_2O_2 浓度与产 H_2O_2 的乳酸杆菌的数量呈正相关,可根据 H_2O_2 浓度判定乳酸杆菌功能是否正常。

2. 唾液酸苷酶(SNa)

唾液酸苷酶是由阴道菌丛中的加德纳菌和其他一些厌氧菌分泌产生的。当正常的微生态平衡遭到破坏后,这些产唾液酸苷酶的致病菌会定居并过度繁殖,唾液酸苷酶升高,并最终导致厌氧性细菌性阴道炎(BV)。

3. 白细胞酯酶(LE)

白细胞酯酶是白细胞内含有的一种特异性酶类。白细胞酯酶与被破坏的白细胞数量成正比,能间接反映致病性微生物的增殖水平。白细胞酯酶阳性,提示阴道分泌物中有大量多核白细胞被破坏,从而释放该酶,阴道黏膜受损,存在炎症反应。

4. β-葡糖醛酸苷酶(GUS)

需氧菌群分泌的产物,阳性表示致病需氧菌增加,主要为大肠埃希菌和 B 族链球菌,可以协助诊断需氧性细菌性阴道炎(AV)。

5. 凝固酶(GADP)

需氧菌群分泌的产物,阳性表示致病需氧菌增加,主要为大肠埃希菌、金黄色葡萄球菌和粪肠球菌,可以协助诊断需氧性细菌性阴道炎(AV)。

6. 其他酶类指标

如门冬酰胺蛋白酶及乙酰氨基葡糖苷酶阳性提示白假丝酵母菌感染,可以协助诊断阴道假丝酵母菌病(VVC);胱胺酰蛋白酶阳性提示滴虫感染,可以协助诊断滴虫性阴道炎(TV)。

7. pH

阴道 pH 是阴道微生态变化的重要检测指标之一,具有正常月经周期的育龄妇女,在无阴道感染的条件下阴道 pH 为 3.8～4.5。根据 pH 的不同,可以协助诊断相应阴道炎。如 pH 大于 5～6,提示为滴虫性阴道炎(TV);pH 在 4.0～4.7 之间,提示为阴道假丝酵母菌病(VVC)。

三、阴道微生态评价系统建立的意义

正常阴道微生态为阴道清洁度为Ⅰ～Ⅱ级、优势菌为乳杆菌、阴道 pH 为 3.8～4.5 及过氧化氢、白细胞酯酶、唾液酸苷酶等各项生化指标阴性。当其中任何一项出现异常，即诊断为微生态失调状态。目前研究认为，微生态失调状态大部分是暂时性的，机体抵抗力好转即可恢复正常；当外来病原微生物增加或机体抵抗力下降，可导致各种阴道炎，如 BV、AV、VVC、TV 等。

现在我国对阴道微生态的研究，已经进入了白热化阶段，市面上出现了各种型号的阴道分泌物分析仪。通过自动镜检和各项生化指标，对阴道微生态做出判断，能准确诊断各种典型阴道炎如 BV、AV、VVC、TV 等。对混合性阴道炎、不典型性阴道炎也能做出相应提示。其中典型代表是北京中生金域研发的阴道微生态智能评价系统，能协助诊断各种阴道炎，并利用智能技术，给出相应的治疗方案。如细菌性阴道炎（BV）及其推荐治疗方案（图 6-1-1）；单一的菌群失调及其推荐治疗方案，临床容易漏诊（图 6-1-2）。

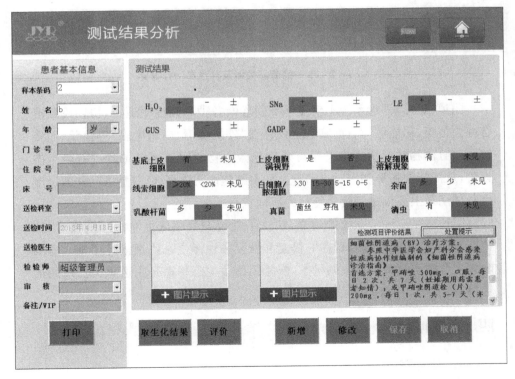

图 6-1-1 细菌性阴道炎及其推荐治疗方案

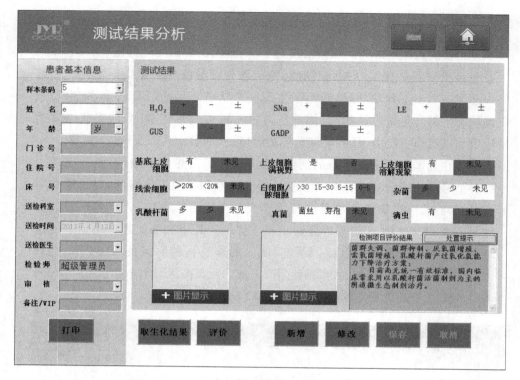

图 6-1-2　单一的菌群失调及其推荐治疗方案

阴道微生态评价系统不仅能够准确诊断各种单纯性阴道炎,协助诊断混合性阴道炎,还能够对目前临床上仅存在"外阴瘙痒、白带增多"等症状、而传统阴道分泌物常规检查未发现特殊病原微生物的阴道感染患者进行微生态评价,从而能够指导临床对症治疗。如溶细胞性阴道病(CV)是以乳杆菌过度生长伴阴道上皮细胞溶解为特征的病理状态。

阴道微生态评价系统的建立,纠正了常规妇科临床上"炎症"的概念,从传统意义上的"治病",到现在的修复和恢复阴道微生态阴道治疗原则。感染时大多存在阴道微生态失调状态,恢复阴道微生态平衡是阴道感染治疗的最终目标。

四、质量控制

1. 分析前

需严格按照采样要求采样,月经期间不宜进行采样。怀疑滴虫感染时,应注意标本保温并立即送检。标本应防止污染,使用的玻片必须干净,生理盐水必须新鲜。

2. 检验中

（1）进行生理盐水湿片检查时,涂片厚度要适中,要以能透见纸上五号字体为宜,不能聚集成滴。先用低倍镜观察全片,选择适宜或异常区域,用高倍镜观察确认,观察视野数不少于 10 个。

（2）进行革兰染色涂片检查时,根据阴道分泌物的性状,均匀涂抹于洁净的载玻片上,要求薄厚适中。制备好的涂片应自然干燥。进行革兰染色时,因受操作者技术影响,建议每日做质量控制。方法是在同一载玻片上,用标准金黄色葡萄球菌和标准大肠埃希菌混合后进行革兰染色,作为革兰阳性菌和阴性菌的对照。

3. 分析后

对所有参与显微镜检查分析的检验人员,应采用一致的结果判断和报告方式。对可疑或与临床诊断不符的标本应进行复查。应定期对相应检验人员进行人员间比对。

第二节 分子生物学研究方法

分子生物学的诞生和发展使生命科学的研究上升至全新阶段。分子生物学理论与技术的渗透深深影响着生命科学的重要应用领域——医学。传统疾病诊断的依据主要包括体液中各种蛋白质、酶、激素、脂类、糖的含量变化。如今,分子生物学将原本抽象的"基因"概念定义为:除了蛋白质或某些RNA 的编码区外,还包括为获得一个特异性产物所必需的相关序列。基因表达、调控及结构变异与疾病的相关性,基因结构特征与肿瘤的致病机制等成为分子生物学检验应用的理论基础。分子生物学检验以核酸、蛋白质为诊断材料,通过分析基因的存在、表达、差异,为疾病的诊断提供直接、科学的信息,广泛应用于遗传诊断、检验、疾病诊断和评估等方面。

女性阴道是个体局部免疫的重要组成部分。阴道解剖结构、微生物菌群、局部免疫系统、内分泌调节共同构成了复杂、独特且动态变化着的微生态系统。在健康女性阴道中存在大量协调阴道功能和微生态平衡的正常菌群。传统对阴道内细菌的了解局限于细菌培养与鉴定,方法的局限性造成对阴道内细菌构成及功能的认识缺乏完整性。近年来,分子生物学技术的快速发展为阴道微生态研究提供了全新的方法和思路。本节内容将对目前应用于阴道微生态的不同分子生物学研究方法进行解析。

一、人乳头瘤病毒分子生物学检验技术

人乳头瘤病毒(HPV)系乳多空病毒科双链环状 DNA 病毒。按照 DNA 序列差异可分 α、β、γ、Mu、Nu 5 个属,每个属又包括了若干亚型。目前已发现 200 余种 HPV 亚型。主要对人类致病的属为 α。HPV 感染不仅是影响宫颈癌发生、发展的调控因素之一,也与肛门癌、阴茎癌、口腔部癌症的发生相关。作为嗜上皮细胞病毒,HPV 在人群中有着广泛分布。国际癌症研究机构根据致癌能力将 α 属 HPV 的 65 种亚型分为高危亚型(high-risk HPV,HR-HPV)和低危亚型(low-risk HPV,LR-HPV)。已确认的 HR-HPV 有 12 种,分别为 16 亚型、18 亚型、31 亚型、33 亚型、35 亚型、39 亚型、45 亚型、51 亚型、52 亚型、56 亚型、58 亚型和 59 亚型,HR-HPV 可导致宫颈癌、阴道癌。已确认的可能致癌亚型有 13 种,分别为 26 亚型、30 亚型、34 亚型、53 亚型、66 亚型、67 亚型、68 亚型、69 亚型、70 亚型、73 亚型、82 亚型、85 亚型和 97 亚型,LR-HPV 可导致各种皮肤疣、生殖器疣、呼吸道乳头状瘤等。HPV 作为公认的 4 大致癌微生物之一,也是 IARC 认定的 11 个一类致癌生物因子之一。因此对 HPV 感染的早期诊断对宫颈癌及其他 HPV 相关恶性肿瘤的预防和诊治具有重要的临床意义和社会价值。由于 HPV 不能培养,因此准确的诊断完全取决于合理的分子生物学检测技术。常用的 HPV 分子生物学检测方法综述如下:

1. 杂交捕获 II 代技术(Hybrid Capure-II,HC-II)

HC-II 技术利用化学发光对抗体捕获的信号放大原理,成为美国食品和药物管理局认证的第一个用于宫颈癌筛查的分子生物学检测方法。检测过程包括变性、杂交、捕获、检测、化学发光。基本原理是基因杂交信号放大技术,通过特异性 RNA 探针与 HPV 不同亚型分别结合,形成 DNA-RNA 杂合体后进行检测。HC-II 的检出限为 0.2～1.0 pg/ml,在判断高危/低危亚型的同时,也能够对病毒负荷进行半定量分析。由于具有标本处理简单、操作简便、重复性好、高灵敏度和较高的阴性预测值等优势,被广泛应用于各级医疗机构对宫颈疾病的初期筛查和治疗后监测。杂交捕获技术的缺点是无法明确宫颈病变中特异的 HPV 类型、假阳性率较高(10%～19%),且费用较高。

2. 酶切信号放大法

酶切信号放大法的检测原理是通过裂解酶特异性识别并切割 HPV 目标 DNA 分子结构，通过识别目标 DNA 与信号放大两个步骤，无需进行基因扩增，可以直接检测 HPV 特定核苷酸序列，完成识别与检测。与 HC-Ⅱ 相比，酶切信号放大法具有包含内、外部对照，交叉反应较低等优势，但仍不能解决单个基因分型的问题。

3. 实时荧光定量 PCR 技术

实时荧光定量 PCR 是在常规 PCR 基础上加入荧光标记探针，通过对荧光信号的检测实现对 PCR 过程中产物量的实时监测，并精确地计算出 PCR 的初始模板量。2011 年 FDA 批准了一种高度自动化的实时荧光定量 PCR 检测方法，即 Cobas 4800 HPV 检测法，这是一项采用多重实时 PCR 和 4 种荧光标记探针进行的核酸杂交技术，能够同时检测多种高危型 HPV。Cobas 以 HPV 的 L1 基因为靶区，以 β 球蛋白基因作为内部对照，能够完成对多种高危型 HPV 的检测及 16、18 亚型的分型，具有敏感、快速、高特异性等优点，与 HC-Ⅱ 检测的一致性也较好（91.4%～98.0%）。基于实时荧光定量 PCR 技术的 HPV 检测方法还有单管集式非对称实时 PCR，它通过扩增 HPV 的 L1 区和反向杂交，可以完成高危 HPV 亚型和低危 HPV 亚型的同时检测，与 HC-Ⅱ 检测的一致性可达 98.5%。

4. 微流控芯片技术

微流控芯片能够集自动取样、核酸纯化、扩增和检测于一体，通过特异性引物可以完成高危 HPV 亚型和低危 HPV 亚型的同时检测，具有灵敏度高、检测速度快、易于微型化、成本低廉的优点。基本过程包括核酸提取、PCR 扩增和反向斑点杂交。核酸提取利用微泵和磁珠分离技术，实现高纯度 HPV-DNA 快速高效的提取，为微流控芯片技术自动化和微型化提供保障。设计针对不同 HPV 基因型的特异性引物，对多种 HPV 亚型的 DNA 进行 PCR 扩增，扩增产物中的目的基因即可被包被在芯片检测区的探针捕获，经酶和显色液作用后即可判断。基于微流控芯片技术对 HPV-DNA 的分子学检测为宫颈癌筛查、早期诊断、疫苗接种和术后监测提供了依据，具有广阔的应用前景。

二、沙眼衣原体分子生物学检测技术

衣原体是一类严格真核细胞内寄生,具有独特发育周期的原核细胞型微生物,可分为 21 种基因型,分别为 A、B/Ba、C、D/Da、E、F、G/Ga、H、I/Ia、J/Ja、K、L1、L2/L2a/L2b、L3。人类是沙眼衣原体(*Chlamydia Trachomatis*,CT)的主要自然宿主,临床上导致的常见疾病有颗粒性结膜炎、非淋菌性尿道炎、异位妊娠、不育症、男性附睾炎、女性盆腔炎及宫颈内膜炎。沙眼衣原体是目前常见的性传播疾病病原体之一。WHO 评估每年沙眼衣原体新增感染人数约 1.3 亿。2008 年起,我国将生殖道沙眼衣原体感染单独列为一种性病,在 105 个性病监测点实施监测。监测结果显示,2008 年至 2015 年我国沙眼衣原体平均感染率为 32.48/10 万～37.48/10 万,年增长率达 1.95%。对沙眼衣原体进行筛查已被证明能够降低盆腔炎及宫颈癌的发病率。细胞培养是诊断沙眼衣原体的金标准,但培养法操作烦琐,在临床实验室开展难度很大,因此抗原检测和核酸扩增技术(nucleic acid amplification technology,NAAT)方法被广泛应用。目前《WHO 沙眼衣原体的诊疗指南》《美国 CDC 性传播疾病治疗指南》《欧洲沙眼衣原体感染管理指南》和我国《梅毒、淋病、生殖器疱疹、生殖道沙眼衣原体感染诊疗指南(2014)》均推荐 NAAT 作为沙眼衣原体感染的常规诊断。常用分子生物学检测技术综述如下:

1. 环介导等温扩增(loop-mediated isothermal amplification,LAMP)

LAMP 是一种快速、特异的核酸扩增方法,相比于其他核酸扩增方法,LAMP 的突出特点是利用 4～6 条特异性引物,识别沙眼衣原体靶基因上的 6 个不同区域,仅需保持恒定温度(60～65 ℃)就可以进行循环链置换反应。LAMP 具有很高的扩增效率,10^9～10^{10} 倍的序列扩增仅需 15～60 min 反应时间即可完成。扩增产物常用检测方法包括:肉眼观察指示剂显色、琼脂糖凝胶电泳、浊度仪检测、实时荧光检测设备等。LAMP 具有快速、灵敏的检测优势,能够为沙眼衣原体感染筛查和早期诊断提供参考。

2. PCR 及相关衍生技术

定量 PCR 是沙眼衣原体检测最常用的方法。基本原理为通过 PCR 扩增 Ct-DNA,再利用 ELISA 方法或荧光探针法检测的方法已获得美国 FDA 认证。目前国内沙眼衣原体核酸检测以 PCR 结合荧光探针法占主流。截至 2018 年,我国国家食品药品监督管理总局批准的 29 种国产沙眼衣原体核酸检测试剂盒中,运用 PCR-荧光探针法的占 27 种。

然而传统 PCR 检测方法无法区分扩增产物来自存活的 Ct-DNA，抑或是经治疗后死亡沙眼衣原体残留的 DNA，将传统 PCR 检测作为临床抗沙眼衣原体感染的疗效监测容易造成过度治疗。为此，用改良的活菌 PCR（Viability-PCR）检测沙眼衣原体活株，在疗效评估方面具有潜在价值。检测的基本原理是在提取 DNA 前用迭氮溴化丙锭（PMA）处理标本，利用 PMA 染料结合死亡 Ct-DNA 抑制其扩增，而活株 Ct-DNA 得以正常扩增。该方法的缺点是容易受到沙眼衣原体细胞膜完整性及标本运输时间影响。

数字 PCR（digital PCR，dPCR）：dPCR 是新一代 PCR 技术。检测原理是将一份样本分配于数万的反应单元中形成各自独立的 PCR 扩增体系，扩增后通过直接计数或泊松分布公式计算实现绝对定量分析。与荧光定量 PCR 相比，dPCR 的优势之一为扩增后无需建立标准曲线就可对低拷贝数标本完成精确定量；优势之二为相互隔离的 PCR 反应体系能够有效防止痕量 DNA 模板的污染，排除 PCR 抑制物的干扰，具有更高的扩增效率。dPCR 的缺点是检测成本较高，难以在临床实验室推广应用。

3. 核酸分子杂交技术

核酸分子杂交技术是目前分子生物学研究中应用最广泛的技术之一，其原理是双链 DNA 分子在一定条件下（如加热、pH 值改变、有机溶剂作用等）双螺旋之间氢键断裂，变性形成无规则单链。当变性条件消除以后，具有碱基互补区域的单链又重新结合形成双链，即复性。根据这一原理，将一种核酸单链标记成为探针，再与另一种核酸单链碱基互补配对杂交成异源核酸分子双链结构，由于此过程并不要求两条单链的碱基顺序完全互补，所以核酸单链之间，即使来源不同，只要有一定程度的互补序列就可以形成杂交体。用于沙眼衣原体检测常见的核酸分子杂交方法有膜杂交、微球杂交、DNA 微阵列芯片。

膜杂交方法包括反向斑点杂交（reverse dot blot hybridization，RDB）和反向线点杂交（reverse line blot hybridization，RLB）。RDB 是将 ompA 型特异性寡核苷酸探针固定于硝酸纤维素膜条上，对标本进行单独检测，结果以膜条上的斑点显现，可直接读取，完成 Ct 的基因分型。RLB 是以隐蔽质粒和 ompA 为靶基因，通过带化学发光的凝胶成像分析仪或高敏胶片显示特定条带，同时完成沙眼衣原体的检测和分型。与 RDB 相比，RLB 具有更高的灵敏度。膜杂交方法对技术要求低且具有较低的成本，因此适合人群的大规模筛查。

三、阴道加德纳菌分子生物学检测技术

阴道加德纳菌(GV)和厌氧菌在阴道内过度生长会造成正常菌群的微生态平衡失调。GV是妇产科手术后感染、尿路感染等的危险因素,妊娠妇女合并GV可能导致羊水感染、产后子宫内膜炎不良妊娠结局。因此对于GV的早期诊断和及时治疗至关重要。GV常用分子生物学检测技术综述如下:

1. 免疫荧光法

免疫荧光法是将异硫氰酸荧光素标记于GV单克隆抗体上,GV表面抗原与其特异性结合形成抗原-抗体-荧光素结合物,在荧光显微镜特定波长激发光照射下发出苹果绿色荧光。免疫荧光法具有敏感度高、特异性强、检测周期短、外界干扰少等优点。

2. 荧光定量PCR技术

PCR技术以快速、特异性高、敏感性强等优点应用于GV检测。

3. 荧光原位杂交技术

荧光原位杂交(fluorescence in situ hybridization,FISH)技术的基本原理是靶DNA与互补核酸探针经变形-退火-复性形成杂交体,标记于核酸探针上的生物素等报告分子与荧光素标记的亲和素反应,经荧光检测体系对待测DNA进行定性、定量或相对定位分析,具有循环周期短、稳定性高、简单直观等优点。

第三节　多组学研究及单细胞分析技术

一、概述

对于阴道内微生物的病理生理状态检测或研究,早期在方法学上多基于直接简单的涂片观测或者细菌培养和筛选法。这些方法存在单次研究菌群种类受限、容易受污染、容易遗漏低丰度菌群以及培养法不能反映原始菌群丰度信息等缺陷,因此获得的实验数据不足以全面评估阴道菌群的多样性和病理状态下的差异性。早在1998年Handelsman等便首次提出了宏基因组学或元基因组学的概念,代表了研究环境或样本中所包含的全部微生物的基

因组的组成。宏基因组学不需要对微生物进行分离与培养,从而克服了传统方法难以检测分析不可培养或低丰度的微生物的瓶颈问题。宏基因组学研究的是特定样本中所有微生物的基因组,依靠精确的 DNA 序列信息能够全面分析微生物的多样性、丰度、菌群构成和进化方式,并且能够鉴定新的微生物种类或者菌群亚类。同时,结合样本的生理病理状态,还能进一步推导微生物菌群的功能活性及其与机体或环境之间的交互作用关系。由于宏基因组学方法给微生物研究带来了革命性的技术飞跃,在 2007 年美国国立卫生研究院(NIH)发起了"人类微生物组计划(HMG)",随后欧洲和亚洲(包括中国)等多个地区国家共同加入。该计划旨在利用宏基因组技术绘制人体不同组织、体液及微环境中微生物基因组图谱,解析微生物菌群结构、功能及其与人类病理生理状态的关系。人类肠道微生物组是宏基因组学研究较多的领域之一,而基于宏基因组的阴道微生态研究相对较少,但近年来越来越多的研究开始应用宏基因组学技术探讨阴道微生态与女性健康与生育之间的关联性。

随着高通量、高分辨率测序和质谱等技术的快速发展,除基因组学技术外,转录组学、蛋白质组学和代谢组学等技术也开始逐渐应用于微生物相关临床基础及诊断研究。在临床相关研究中,多组学技术联合的重要意义在于能够作为桥梁作用实现从基础医学到临床应用的转化,可用于开发多指标诊断标志物用于精确诊断或者确定治疗靶点用于干预和治疗。因此,本章节主要讨论多种组学技术及单细胞分析等新技术的基本原理、实验流程及其在阴道微生态领域的研究进展。

二、微生物基因组学技术及其在阴道微生态中的应用

微生物基因组学技术主要包括 16s rDNA 和宏基因组学测序,早期 16s rDNA 测序技术主要基于在菌种内高度保守的 16s rDNA 序列,该序列包括 9 个高变区和 10 个保守区,通过对某一段高变区序列(如常用的 V3—V4 区)进行 PCR 扩增后进行测序。而宏基因组测序则是将微生物的基因组 DNA 随机碎裂成小片段 DNA,并利用通用引物进行 PCR 扩增和测序,全面研究样本中所有微生物基因组的组成。16s rDNA 测序主要用于研究菌群的物种组成、丰度、多样性和物种间的进化关系,而宏基因组测序除 16s rDNA 测序研究内容外,还可以进行较深入的基因功能分析。受限于测序序列的覆盖度,16s rDNA 测序往往注释不到种(species)水平,而宏基因组测序则能够精确

鉴定至菌株(strain)水平。16s rDNA与宏基因组测序基本实验步骤类似(图6-3-1),主要包括样本收集、DNA提取、文库构建、上机测序和数据分析,其中16s rDNA仅扩增保守的菌种DNA序列,而宏基因组则进行全基因组扩增。16s rDNA主要数据分析步骤和内容包括原始数据格式化、数据质控、OUT物种聚类(对测序reads在97%序列相似水平划分为不同的OUT,将OUT代表序列与数据库比对得到每个样本所含物种信息)和物种多样性分析。其中,Alpha多样性指标包括菌种丰富度(Chao指数,值越大菌种越丰富)和菌种多样性(Shannon指数,值越大则群落多样性越大),Beta多样性指标用于比较不同样本之间的差异,主要包括PCA分析等,距离越远差异越大。而宏基因组学数据分析主要包括原始格式转换、去除低质量和接头序列、基因组拼接、基因预测、种群分析(组成及丰度)、基因功能(GO)分析和代谢通路(KEGG)分析。随着测序技术的不断成熟和发展,越来越多的微生物基因组研究采用宏基因组测序技术方法以便深入分析微生物的组成、丰度和功能等信息。

由于微生物基因组学具有实验操作的便捷性和菌群分析的全面性等优点,近年来其在阴道微生态研究领域也得到了一定的应用,极大地提高了阴道微生态研究和分析效率,并且能够鉴定新的菌群,更加准确地阐释阴道菌群的组成和变化及其与女性生殖健康之间的关联性。例如,在2011年,美国马里兰大学医学院的研究人员利用16s rDNA测序技术分析了396名正常育龄期女性(包含白人、非洲裔、拉丁裔和亚裔四个种族)的阴道菌群结构,首先按菌群结构可将这些群体样本分为五大类,其中四类群体分别含有高丰度的惰性乳杆菌、卷曲乳杆菌、加氏乳杆菌、詹氏乳酸杆菌,另一类含有低比例的乳酸菌,但是含有高比例的厌氧微生物。此外该研究还发现上述不同类群体中种族的比例也存在显著差异,这些结果充分说明正常群体中阴道菌群的复杂性,提示需要个体化地对阴道菌群进行评估。在2012年,该研究组选取了32名育龄期女性为研究对象,每周进行两次阴道微生物的采样,基于16s rDNA测序技术进行了长达16周的纵向研究,结果显示这些群体同样可以分成五类,部分群体阴道微生态在短期内会发生剧烈转变,而其他的群体则相对稳定,进一步研究发现微生态的时间稳定性与月经周期、细菌群落组成和性活动具有一定的关联性。

尽管目前阴道宏基因组学研究多局限于基础研究,但是将来可以用于临床进行辅助诊断或者指导治疗。例如意大利里雅斯特大学的研究人员通过

V3-16s rDNA 测序的方法比较了 27 例特发性女性不育和 69 例对照组之间的宫颈-阴道微生态基因组的组成和差异,研究结果发现特发性女性不育、正常女性(可育)、细菌性阴道炎和无炎症这四组之间的菌群 Beta 多样性存在显著性差异,进一步研究发现乳酸杆菌在不育和可育女性之间存在明显差异,提示阴道宏基因组学将来可用于临床辅助诊断女性不育,并指导其后续治疗方案。

三、多组学及单细胞分析新技术研究进展

除了基因组学技术外,围绕中心法则(基因-转录-翻译-蛋白质)和代谢调控通路相关的其他组学技术包括转录组学(研究转录本的表达水平及剪切状态)、蛋白质组学(研究蛋白质的表达水平以及翻译后修饰)和代谢组学技术(研究小分子代谢物)等。其中,转录组学技术又可分为基于定制探针的微阵列和基于 RNA 片段测序等方法。微阵列基于优化的特定种类基因的特定序列,主要实验流程包括:探针设计及芯片制备、样本收集及处理、RNA 提取、RNA 扩增和标记(用不同荧光区分不同样本)、芯片杂交、芯片扫描和数据分析等步骤(图 6-3-1A),微阵列具有样本处理简单、灵敏度高和相对成本较低等优点,适合已知基因的检测。而基因测序则用于检测样本所有转录本,可用于发现新的基因、转录本和突变,主要实验流程包括样本处理及 RNA 提取、加接头及标签(用于区分不同样本)、PCR 扩增及片段纯化、上机测序和数据分析,具有高通量和高覆盖率等优点,但是样本处理和操作较复杂,实验成本相对较高。

蛋白质组学的种类也比较多,可按检测通量分为基于二维凝胶电泳-质谱(2D-MS)和高压液相-串联质谱(LC-MS/MS)等技术,2D-MS 主要实验流程为:样本收集及处理、蛋白质提取、利用二维凝胶电泳技术通过相对分子质量和等电点将蛋白质分离,切胶获取目标或差异蛋白点、蛋白酶解、质谱鉴定和数据分析,因此 2D-MS 的优点是能基于凝胶直观分离蛋白,缺点是后续质谱鉴定需要手动切取胶点并逐一鉴定,操作复杂、检测通量低,适合仅鉴定和分析差异蛋白。而 LC-MS/MS 的主要实验流程为:样本处理、蛋白质提取、蛋白酶解、直接通过液相色谱柱连续分离和洗脱样本并直接进行上机检测和数据分析,相对于 2D-MS 具有操作相对简便、通量大、覆盖蛋白全面等优点(图 6-3-1B)。LC-MS/MS 还能结合非标记定量技术(label-free,基于肽段鉴定数量及丰度信息)或标记定量技术(labeling,基于同位素或非同位素标记

的标签)实现对不同样本(如:疾病-对照设计)的蛋白表达水平进行定量和比较分析。蛋白质组学研究除了能够对整体蛋白质表达水平进行定性或定量分析外,还能用于研究各种功能性的翻译后修饰(如:磷酸化、乙酰化、糖基化和泛素化),对这些位点进行精确的氨基酸定位和定量分析,但是需要借助于各种翻译后修饰特异的蛋白或肽段富集策略。

尽管基因的最终编码产物是各种功能性蛋白质,但是细胞内基本分子水平活动离不开各种代谢物及其参与的生化反应和代谢通路。多种疾病(包括癌症、心血管、神经系统疾病和新生儿遗传代谢相关疾病等)在分子水平都与细胞内代谢物的紊乱相关,代谢组学已经成为临床预测和诊断疾病的重要方法。代谢组学研究(图6-3-1C),根据研究目标的不同,代谢组学可分为靶向和非靶向代谢组学,靶向代谢组学主要聚焦于特定通路的已知代谢物,可以进行准确的定量及浓度测定,但需要制备标准品和方法学验证,实验成本相对较高;而非靶向代谢组学主要用于初步鉴定样本中所有代谢物的组成,可进行相对定量和差异标志物初步筛选,具有样本处理相对简单和成本较低的优点。

在微生物研究领域,虽然宏基因组学已经得到广泛应用,但是大部分研究还是局限在分析物种的丰度及变化分析,缺乏与疾病表型直接联系的深入研究。因此,近年来"宏转录组""宏蛋白组"和"宏代谢组"等概念被提出,旨在通过多组学的方法进一步深入分析微生物变化下游的转录本、蛋白质和代谢物的调控,从而建立从分子到表型的具体致病机制。虽然关于阴道微生态的宏基因组研究已有一定的研究基础,但是其他组学作为新兴概念研究较少,是未来重点研究的方向之一。

大部分多组学研究样本(机体组织)为多细胞混合样本,即获得基因或蛋白质表达值为多种细胞平均化的结果,基于平均的基因表达值计算的差异结果可能对真实的病理生理状态的分子改变的阐释具有一定的偏差。而单细胞水平的组学研究能够分析不同细胞个体之间的基因组、转录组、蛋白组或代谢组,从而无偏差地帮助我们重构细胞发育谱系或疾病发生发展的细胞学改变(识别新的细胞亚类,或在单细胞水平分析分子信号通路的调控)。单细胞研究的首要步骤是分离单个细胞,目前主要包括口吸管技术、激光捕获显微切割技术、流式细胞技术、微滴技术和微流体技术。受限于单个细胞中化学物质含量较少,而DNA和RNA可以通过RCR的方式进行扩增和信号放大,因此目前仅是单细胞水平基因组和转录组研究技术较为成熟,单细胞水

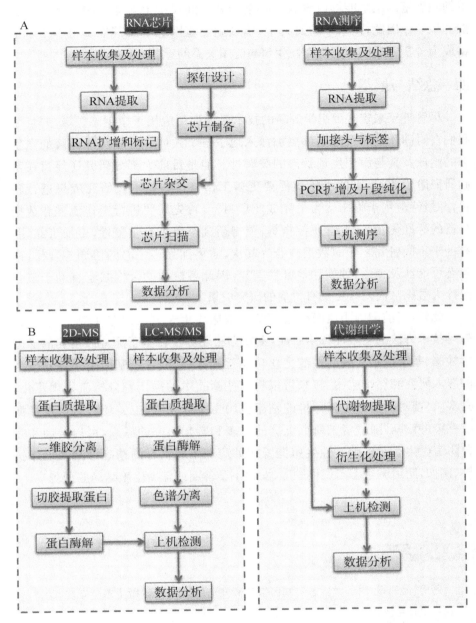

图 6 - 3 - 1　多组学技术实验流程

A. 转录组学实验流程；B. 蛋白组学实验流程；C. 代谢组学实验流程

平的蛋白组及代谢组技术还处于理论创新和初步探索阶段。在微生态领域，
尽管目前研究较少，但是单细胞水平多组学也是新的热点方向之一，尤其是

单细胞宏基因组学能够改善我们在空间和时间尺度上对微生物多样性及功能的认识。因此,在未来的研究中,单细胞宏基因组学及其他多组学技术也将成为分析阴道微生态与女性生殖与健康关系的重要研究手段。

四、总结与展望

尽管近年来宏基因组学等新的技术已经广泛应用于微生态领域,并且使我们在时间和空间尺度上都更加深入地了解了人体多种组织或体液的微生态的组成及其与病理生理状态的关联性。但是目前大部分研究还停留在基础研究阶段,在未来的十年里需要更多工作将这些技术及研究成果进行转化,并最终应用于临床。为了完成此项目标,首先需要进行操作流程和数据分析的标准化,制定关键质控指标,使得研究结果具有重复性,更加可靠,并有助于不同研究之间的数据整合。其次,需要加强多中心的协调与合作,微生态可能涉及个体、种族和地区性差异,因此各机构的合作共享有助于整合医疗大数据从而发现更加有价值的研究成果。

此外,目前国内阴道微生态评价的临床应用专家共识存在两大缺陷,首先是技术方法的局限性和落后性,主要方法还停留在基于涂片或培养的形态学检测、基于产物和酶活性的生化功能检测指标,随着宏基因组学等新技术的深入研究和逐步应用,将来可以将这些新技术的操作和分析流程规范化。其次,目前对阴道微生态评价的临床应用也十分局限,主要还是对阴道炎症或感染的诊断,随着将来研究证据的增多和转化研究的深入,可以增加和完善阴道微生态对多种女性生殖健康相关病理生理状态的精确诊断和治疗指导(例如,阴道微生态与妇科肿瘤、女性不孕诊断或辅助生殖结局的预测)。

主要参考文献

[1] 文舒婷,何荣霞. 阴道微生态宏基因组学研究进展[J]. 中国微生态学杂志,2018,30
(01):114 - 120.

[2] Ravel J,et al. Vaginal microbiome of reproductive-age women[J]. Proc Natl Acad Sci U
S A,2011, 108(1): 4680 - 7.

[3] Gajer P, et al. Temporal dynamics of the human vaginal microbiota[J]. Sci Transl
Med,2012, 4(132): 132ra52.

［4］ Campisciano G,et al. Subclinical alteration of the cervical-vaginal microbiome in women with idiopathic infertility［J］. J Cell Physiol,2017, 232(7)：1681－1688.

［5］ Hrdlickova R，Toloue M，Tian B. RNA-Seq methods for transcriptome analysis［J］. Wiley Interdiscip Rev RNA,2016.

［6］ Alharbi R A. Proteomics approach and techniques in identification of reliable biomarkers for diseases［J］. Saudi J Biol Sci,2020, 27(3)：968－974.

［7］ Johnson C H，J Ivanisevic，G Siuzdak. Metabolomics:beyond biomarkers and towards mechanisms［J］. Nat Rev Mol Cell Biol,2016,17(7)：451－459.

［8］ Xu Y，F Zhao. Single-cell metagenomics:challenges and applications［J］. Protein Cell, 2018, 9(5)：501－510.

［9］ Proctor L. Priorities for the next 10 years of human microbiome research［J］. Nature, 2019,569(7758)：623－625.

［10］ 安瑞芳,等.阴道微生态评价的临床应用专家共识［J］.中华妇产科杂志,2016,51 (10):721－723.

［11］ 肖冰冰.阴道微生态的分子生物学研究［J］.中国实用妇科与产科杂志,2017,33(8)：795－800.

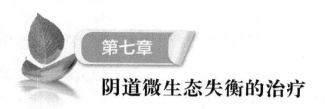

第七章

阴道微生态失衡的治疗

第一节　阴道微生态调节剂的概念及分类

　　女性阴道内的正常菌群主要是由乳杆菌、类杆菌及表皮葡萄球菌等占有优势地位的细菌构成的,是一个动态变化同时又保持平衡的微生态环境。在正常阴道微生态环境下,阴道内的优势菌对致病菌起制衡作用,阴道微生态失衡是阴道感染的本质,因此阴道感染的终极治疗目标是恢复阴道微生态平衡。数十年来,阴道炎的治疗一直是采用甲硝唑或克林霉素等抗生素靶向厌氧菌。然而,抗菌治疗只能暂时缓解阴道感染情况,不仅带来副作用和无法恢复阴道内微生物群的动态平衡,而且许多妇女在治疗后的几个月内仍无效果或复发。阴道感染的根治应该包括抗菌药物和阴道微生态调节剂的联合使用,通过此才能彻底恢复阴道微生态的平衡,彻底治愈阴道感染,防止复发。由此可见,阴道微生态调节剂在调节阴道微生态平衡中担任了关键的角色。

一、概念

　　能够促进阴道正常菌群生长繁殖以及抑制致病菌生长繁殖的制剂都可被称为阴道微生态调节剂。其中,不仅只有活菌制剂能起到调节微生态平衡的作用,死菌体、菌体成分、代谢产物及生长促进物质也具有改善微生态失调的功效。阴道微生态调节剂经口或经由其他黏膜途径摄入人体,旨在改善黏膜表面处微生物及酶的平衡,或者刺激特异性或非特异性免疫机制,通过黏附定植、免疫调节、分泌活性物质等方式来维持阴道菌群的生态平衡,对阴道感染性疾病等具有预防和辅助治疗作用,在提高女性的生殖健康方面具有重要意义。阴道微生态调节剂分为益生菌(probiotics)、益生元(prebiotics)及合生元(synbiotics)三类。

二、分类

1. 益生菌

益生菌是指具有改善宿主(人和动物)菌群生态平衡,提升宿主健康水平作用的活菌制剂。2001 年 10 月,联合国粮食和农业组织(FAO/WHO)召集相关专家,将益生菌定义为摄入一定数量,对宿主健康产生有益作用的活的微生物制剂。益生菌包含生理性的活菌或死菌(包括其组分或代谢产物),经口服或由其他途径摄入,旨在改善黏膜表面的微生物或酶的平衡,或刺激机体特异性或非特异性免疫机制,提高机体的定植力或免疫力的微生物制剂。其中补充益生菌的目的在于恢复阴道微生态平衡,修复阴道黏膜屏障,提高阴道定植抗力,抑制潜在致病菌过度生长,促进阴道上皮细胞分泌黏蛋白及帕内特细胞分泌 sIgA,调节全身免疫功能等。乳杆菌是人体最常用的用于调节阴道微生态平衡的益生菌。

最初认为最常见的乳杆菌菌种会产生最好的益生菌,常用作益生菌的乳杆菌菌株有罗伊氏乳杆菌 RC - 14、发酵乳杆菌、加氏乳杆菌、鼠李糖乳杆菌 GR - 1、短乳杆菌、嗜酸乳杆菌、卷曲乳杆菌和植物乳杆菌,一般通过口服或阴道内给药。体外实验表明,鼠李糖乳杆菌 GR - 1 能够有效地抑制革兰阴性病原体和白念珠菌的生长、黏附和生物膜形成,而罗伊乳杆菌 RC - 14 对革兰阳性病原体(如葡萄球菌、肠球菌和链球菌)可产生有效抑制。此外,口服和阴道使用鼠李糖乳杆菌 GR - 1 或罗伊乳杆菌 RC - 14 不仅能够减少从肛门直肠区域到达阴道的病原细菌和酵母菌的数量,而且还填充了阴道,取代了引起细菌性阴道炎、泌尿系统感染和阴道内假丝酵母菌病的病原体,从而降低了病原体引起感染的风险。然而随着微生物学的发展,取而代之的是针对所需的特定效果特异性选择菌株。2002 年,人们认识到体外选择工具不一定能证明益生菌的有效性,只有在临床试验中有效才能证明产品是益生菌。在选择用于阴道健康的益生菌时,研究人员发现最好使用多种菌株。总之,益生菌为妇女阴道健康提供益处的潜力是巨大的。

2. 益生元

益生元是指在人的上消化道不被吸收和利用,能够选择性促进一种或数种有益菌的活性或生长增殖,从而增强宿主机体健康的物质。这一类物质主要包括功能性低聚糖类物质和抗性淀粉类物质。所谓功能性低聚糖是指由3～10个单糖聚合形成的低分子质量的碳水化合物,其苷键的空间构型能耐受人体肠道消化酶的水解,但对阴道细菌的代谢敏感。常见的益生元包括菊粉、大豆低聚糖、果糖、壳聚糖等低聚糖以及糖醇、低聚半乳糖、乳果糖和棉子糖等。益生元可从天然原料中提取,也可用发酵产生或化学合成,具有稳定、安全、无毒等良好的理化特性,与常用的蔗糖相比,还具有低热量、低甜度等优势,不会导致肥胖,不影响血糖指数,不易造成龋齿。目前已经广泛应用于食品添加、保健、药物等方面。益生元均是对有益菌具有选择性促进生长作用的糖类,具有两个特点:一是在胃肠道不被人体消化、吸收;二是可被乳杆菌代谢利用,但不能被致病菌、机会致病菌以及其他杂菌代谢利用,因而对阴道内乳杆菌具有选择性促生长作用。阴道细菌发酵这些低聚糖产生短链脂肪酸和气体,同时增加能量供应,促进有益菌的生长与繁殖。研究人员发现二糖乳果糖能够广泛且特异性地刺激阴道乳杆菌,包括卷曲乳杆菌,且不刺激 BV 菌种或白念珠菌的生长繁殖。使用新鲜收集的阴道样本发现乳果糖促进共生乳酸杆菌的生长的同时,能通过产生乳酸抑制致病菌的繁殖。

与益生菌相比,益生元促进阴道内源性乳杆菌生长、产酸,使内源性乳杆菌恢复成为阴道的优势菌,使阴道酸度恢复正常,可克服外源性益生菌菌株难以在病人阴道内持久定植的困难。目前,在体外和小规模人体试验中,已经评估了几种益生元,包括低聚半乳糖、低聚果糖和葡甘露聚糖水解物在刺激阴道乳酸菌中的功效。我国当前在阴道益生元药物研究开发方面领先于欧美国家。

3. 合生元

合生元是指生理性细菌(即益生菌)加促进物质(即益生元)的合剂,也是益生菌和益生元进一步开发出来的新制剂类型。合生元不是简单的益生菌和益生元相加,原则上是"1 加 1 必须大于 2,而非等于 2",可见合生元中添加的益生元必须能促进制剂中的生理性细菌的增殖,还可促进阴道中其他生理性细菌定植与生长,当然这种作用具有种群的特异性,这样的制剂才可以被称为合生元。合生元制剂既能补充生理性活菌,以调整和促进机体微生态平衡和酶平衡,并赋活机体的免疫机制,又能提高机体的定植抗力,更进一步补充了促进益生菌增殖或定植的益生元类物质。其中,后者可选择性促进一种或数种生理性细菌生长或增殖,并提高在宿主阴道中生理性细菌的存活力、增殖力和定植力,从而较全面地提升了宿主的健康水平。关于合生元制剂开发必须遵循两条原则：一是益生元选择必须具有菌种的特异性；二是益生菌选择具有宿主依从性，即受到制剂作用的限制。值得注意的是，补充的益生元制备合生元不是随意添加的，一般选用的益生元物质既有促进制剂中的益生菌增殖，又具有促进宿主体内有益菌增长、增殖的作用。如果在益生菌中加入的益生元不能促进制剂中的益生菌的增殖，又不能促进宿主体内的益生菌生长、增殖，这种组合就不能称为合生元。对于合生元中益生菌的选择具有宿主依从性，即受制剂作用所限。开发一个合生元制剂，应根据需要即宿主的依从性选择益生菌，一般以选择原籍菌为主。了解益生菌选择对宿主的依从性，开发出来的合生元制剂才会事半功倍。合生元的研制开发将成为微生态制剂极其重要的研究方向，微生态研究工作者应积极致力于这方面的研究，为人类的健康做出应有的贡献。

第二节　阴道微生态调节剂的应用概况

作为微生态研究的应用成果，近十年来微生态制剂在国内外取得了迅速的发展，已经成为一门新兴的基础学科和迅速成长的产业，广泛应用于医疗、保健、食品、农业、畜牧业和水产等领域。以下主要介绍微生态调节剂在医学中的应用：

非特异性阴道炎是妇产科的常见病、多发病，是由阴道菌群失调所致的阴道微生态和免疫功能平衡破坏引起的。目前临床治疗阴道炎未重视各种阴道炎的相关因素，主要使用抗生素进行治疗，其治疗效果并不十分理想，且易复发。由于抗生素在消灭致病菌的同时，也破坏了阴道内的正常菌群，严重影响了阴道内的微生态平衡，因此容易引起复发及二次感染。经阴道微生态学研究证明，在正常妇女的阴道中，乳杆菌是优势菌群，阴道内的乳杆菌在维持阴道正常菌群、酸性环境以及阴道自净方面起关键作用。阴道上皮的糖原被乳杆菌分解成乳酸，使阴道微环境呈弱酸性，抑制其他致病菌过度生长。大量临床观察显示，患细菌性阴道病、真菌性阴道炎、滴虫性阴道炎时存在阴道菌群失调，局部使用含有乳杆菌的阴道微生态调节剂后，阴道乳杆菌数量明显增加，阴道 pH 明显降低，葡萄球菌、肠杆菌、酵母菌数量明显减少，明显改善了阴道微生态平衡，达到了理想的治疗效果，对治疗各种阴道炎和减少其复发具有确切的效果。与单独使用抗生素相比，抗生素联合微生态制剂治疗有效降低细菌性阴道炎的复发率。一项病例对照研究表明,经常服用含嗜酸乳杆菌或鼠李糖乳杆菌酸奶的妇女,生殖道感染次数少。饮食指导可能是预防女性阴道感染的最初措施之一。一项艾滋病研究显示,阴道菌群失调引致的细菌性阴道病是 HIV、淋病和衣原体感染的主要危险因素。细菌性阴道病可以使 HIV 感染的危险性增加一倍,提示使用阴道益生菌改善阴道菌群对预防 HIV 感染具有潜在的作用。体外实验证实,鼠李糖乳杆菌 RC-14 在几分钟内可以杀灭病毒,阴道内使用或口服后可以在阴道定植几周而无任何副作用。由此可见,阴道微生态调节剂主要用于重建被致病菌及抗菌治疗破坏的有益的乳杆菌群,是抗菌治疗的重要补充。对于无明显炎症的菌群失调性疾病如 BV 等,甚至可以直接使用益生菌制剂向阴道补充外源性乳酸菌,或用阴道益生元如蔗糖凝胶促进阴道内源性乳杆菌生长,达到治愈或预防相关疾病的目的。这是今后女性生殖感染治疗最重要的发展方向之一。

常用的阴道微生态调节剂有定君生、阴道康、炎立洁、宫美诗等。其中,常用的益生菌类的微生态制剂有定君生阴道用乳杆菌活菌胶囊(每粒含乳杆菌活菌 2 500 万个),延华乳酸菌阴道胶囊(0.25 g:600 万活乳酸菌);益生元类物质有蔗糖凝胶、炎立洁和宫美诗。蔗糖凝胶是国家一类化学新药,也是我国研发的第一种用于治疗阴道感染的益生元类微生态调节剂。蔗糖凝胶是以单一的小分子聚合物寡糖——蔗糖为有效成分、黄原胶为赋形剂制备而成,主要成分为蔗糖,只能被少数细菌分解,因此具有选择性地促进阴道内乳杆菌生长的作用。通过促进阴道内有益乳杆菌的增殖,使乳杆菌分解糖原产生乳酸从而降低阴道 pH,同时诱导乳杆菌分泌过氧化氢和细菌素,抑制致病菌生长,调节阴道菌群,达到在微生态水平治愈细菌性阴道病的效果。炎立洁阴道填塞促愈妇科凝胶、宫美诗妇科促愈凝胶采用褐藻寡糖、植物纤维素和 pH 调节剂为主要原料,通过生物酶解技术生产,具有抑制有害菌生长和吞噬外来细菌、改善阴道生态微环境、保持湿润、清除坏死组织、止血止痛、促进愈合等功能,是海洋植物类阴道微生态平衡治疗专用制剂。炎立洁中的褐藻寡糖能刺激各种免疫活性细胞(如巨噬细胞、T 淋巴细胞、淋巴细胞等)的分化、成熟、繁殖,使机体的免疫系统得到恢复和加强,并能通过免疫调节作用发挥多种生理活性;褐藻寡糖与人体生物相容性高,诱导并提高细胞生长因子活性,促进成纤维细胞的转移和增殖,改善局部微循环,创造适宜的细胞生长环境,促进阴道微生态平衡。

阴道微生态调节剂是今后临床治疗阴道炎症的合理选择。目前阴道炎症的治疗应遵循杀菌、修复阴道上皮和恢复阴道微生态的原则。值得注意的是,给阴道补充外源性益生菌这种治疗方法的有效性,主要取决于所用菌株的生物学性状,特别是菌株对不同患者阴道或直肠微环境的适应性。不同患者阴道微生态环境的差异,可能造成益生菌制剂疗效的不稳定。此外,外源性的益生菌菌株还受到阴道原有菌群的拮抗,因而益生菌株在阴道内持续、长期定植存在难度,会成为益生菌制剂很难克服的困难。

第三节 阴道微生态调节剂的作用机制

微生态调节剂是一类对调整阴道微生态失衡、保持阴道微生态平衡以及提高宿主健康的制剂。根据主要成分的差异,微生态调节制剂主要分为以下三大类:益生菌(probiotics)、益生元(prebiotics)、合生元(synbiotics)。

一、益生菌的作用机制研究

(一)维持正常阴道道菌群和抑制病原菌

可能的机制包括消耗
代谢底物、抢占定植位点以及分泌抑菌活性物质等。

1. 黏附位点和营养物质的竞争

益生菌对阴道上皮具有高亲和力和黏附能力,有研究表明益生菌的表面成分如表层蛋白、脂磷壁酸(lipoteichoic acids,LTA)、肽聚糖以及胞外多糖(exopolysaccharides,EPS)等可和阴道上皮细胞和黏膜相关受体发生相互作用。益生菌在阴道黏膜上皮细胞的特异性黏附,竞争性结合病原微生物在阴道上皮的结合位点,病原微生物在阴道内的定植和侵袭能力显著下降,进而排出体外,病原微生物的数量减少,有助于恢复阴道微生态的平衡。阴道黏膜上皮细胞表面受体的类型影响不同种类的益生菌黏附的作用方式,益生菌对阴道黏膜的黏附表现了菌属特异性和宿主特异性。益生菌的黏附与菌株表面的化学组成和理化特性(电荷、疏水性、共聚力和自聚力)密切相关。例如乳酸菌通过黏附素 S-表层蛋白(S-layer protein,SLP)和胞外多糖特异性黏附于阴道,黏附于阴道上皮。Horie 等和 Chen 等多项研究结果均表明,使用盐酸胍氯化锂将乳酸杆菌 L. crispatus 菌株去除 S-表层蛋白后,其抑制致病性细菌黏附到上皮细胞的能力显著降低。

益生菌阴道内营养物质的竞争也抑制了病原微生物的生长,益生菌竞争性消耗阴道内糖原等营养物质。如阴道毛滴虫在阴道内消耗精氨酸提供能量,具有高精氨酸脱亚氨酶活性益生菌可竞争性分解阴道内精氨酸,抑制了阴道毛滴虫的生长和繁殖。

2. 生物夺氧

阴道内优势菌群为厌氧菌,益生菌大多为兼性厌氧菌,在有氧情况下能够迅速消耗阴道环境中的游离氧,产生强大的生物夺氧作用,为厌氧菌的生长提供了条件,使得致病性需氧菌和兼性厌氧菌生长受到抑制,阴道微生态得以恢复。

3. 共聚现象

益生菌可与阴道内病原微生物发生共聚集现象,通过与病原微生物发生共聚,有效抑制病原微生物在阴道内的定植,减少其在保护阴道免受感染,隔离病原体,避免病原菌的黏附。益生菌的共聚集能力与其表面的理化性质如疏水性和表面结构如 SLP、菌毛、脂磷壁酸、荚膜等结构有关。研究表明乳酸杆菌与变异链球菌发生共聚现象,有助于致病菌从肠道中移除。

4. 分泌活性物质

益生菌能够分泌一些小分子物质或者生物活性分子、大量的有机酸以及过氧化氢、抗菌物质等,改变阴道内环境,不利于病原微生物的生长,调节阴道微生态的平衡。产生的活性物质能够减少肠道内的氨和胺等有毒物质,抑制产胺的腐败菌的生长繁殖,吸收内毒素,降低内毒素的来源,通过抑制有害细菌来阻碍前致癌物转化为活性致癌物。

益生菌可通过能够分解代谢肠道中不被人吸收的碳水化合物低聚糖和氨基酸类产生 CO_2 以及有机酸,如乳酸、丙酸、丁二酸等短链脂肪酸(Short-chain fatty acid,SCFA)以及苯基乳酸、羟基苯基乳酸等脂肪酸等。一方面,有机酸能够降低阴道的 pH,维持和恢复阴道微生态的酸性环境,有效抑制病原微生物的生长。另一方面,研究表明乳酸等有机酸在低 pH 下有很强的抑菌、抗菌作用能力。D. E. O'Hanlon 等人研究发现在 pH 为 4.5 时,生理浓度(例如 110 mM)的乳酸也能使 17 种不同的细菌性阴道炎相关细菌的活力降低,且不会影响四种阴道乳酸杆菌的活力。国外研究表明由卷曲乳杆菌和加氏乳杆菌产生的乳酸能够使沙眼衣原体、淋病奈瑟氏菌以及大肠杆菌失活,具有较强的抗菌活性。有机酸能够酸化细胞质,干扰细胞内功能,破坏细胞膜的底物转运、能量供应和大分子的合成,起到抑制病原微生物的作用。有机酸酸化微环境降低生殖道黏膜对病原微生物的敏感性。例如 SCFA 能够破坏革兰阴性菌如大肠杆菌、绿脓杆菌和沙门菌等的细胞膜,杀死病原体,同时 SCFA 的穿透能力促进其他抗菌因子更易进入病原体细胞,起到抗菌作用。普雷瑟(Presser)等人研究发现乳也可作为革兰阴性-菌细胞膜的渗透剂,促进其他抑菌化合物进入细胞内,起到协同抑菌的作用。此外,体外在有些 SCFA 且具有螯合特性,能够捕获致病菌生长的必需元素如铁等元素,从而抑制其生长。

同时,益生菌通过分泌抗菌物质,如防御素、类细菌素分子、细菌素、亲脂分子和过氧化氢等,抑制机会致病菌的繁殖。益生素分泌的抗菌肽能够穿透革兰阴性菌的细胞膜,干扰病原微生物的细胞壁合成和细胞核,抑制和杀伤病原微生物。不同益生菌分泌的细菌素具有菌属的特异性。乳酸杆菌分泌细菌素抑制阴道加德纳杆菌。唾液乳杆菌亚种 UCC118 能够合成分泌细菌素 ABP-118 抑制芽孢杆菌属、李斯特菌属、肠球菌属和葡萄球菌属等病原微生物的繁殖,唾液乳杆菌亚种 CRL1328 则可分泌细菌素抑制粪肠球菌、屎肠球菌和淋病奈瑟球菌的活性。

研究显示益生菌可以分泌 H_2O_2,有助于维持阴道微生态的平衡。H_2O_2 通过分解产生羟自由基抑制病原体的定植生长,可以干扰致病菌的代谢功能,破坏致病菌的染色体。然而,近年来有研究表明 H_2O_2 的过量产生却会抑制这些益生菌的繁殖,对阴道上皮细胞造成损伤,降低阴道对机会致病菌的防御能力,不利于阴道微生态的改善。因此阴道益生菌制剂的种类、最佳剂量和安全性评估的选择仍待未来进一步探索。

(二) 黏膜屏障的保护和修复

益生菌能够保护和恢复阴道黏膜屏障的形态和功能,恢复阴道微生态平衡。益生菌对阴道上皮高黏附,竞争性结合阴道上皮特异性位点,益生菌形成的空间位阻效应避免了病原微生物和阴道上皮的接触,与阴道内正常菌群一起形成抵抗病原微生物黏附的物理屏障的微菌落,保护阴道黏膜。此外,阴道黏液是保护阴道黏膜免受病原微生物侵袭的重要天然屏障,益生菌通过促进阴道黏液的分泌,保护阴道上皮免受病原微生物的侵袭。有研究显示乳酸杆菌能够增加黏蛋白分泌量,阻碍病原微生物的入侵。益生菌能够有效增加黏蛋白的厚度。

阴道上皮细胞间的紧密连接是构成阴道天然物理屏障功能的结构和

基础。病原微生物通过自身运动和分泌各种毒力因子攻击细胞间的紧密连接蛋白,进而侵入阴道上皮屏障。白念珠菌能够分泌毒力因子分泌性蛋白酶和细胞外磷脂酶破坏细胞间紧密连接蛋白侵袭进入黏膜上皮内。益生菌可以通过提高这些紧密连接蛋白的表达来增强阴道黏膜上皮的屏障功能。多项研究显示,嗜热乳酸链球菌和嗜热乳酸杆菌通过激活 p38、细胞外信号调节激酶(extracellular signal-regulated kinase, ERK)、c-Jun 末端激酶(c-Jun N-terminal kinase, JNK)、磷酸肌醇 3 激酶信号分子通路,提高 ZO-1 和闭合蛋白磷酸化表达含量,增强黏膜细胞的屏障功能。此外,有研究表明,益生菌还可以从基因水平提高相关连接蛋白相关基因的表达提高蛋白的表达,促进修复阴道上皮的屏障功能。

防御素是人体天然免疫系统中一组富含半胱氨酸阳离子小分子的内源性细菌素,在防御病原微生物侵袭和炎症中起重要作用,在炎症或者感染时表达提高,并展现了高效的抗菌活性,是抵御病原微生物入侵的重要生物屏障。益生菌的使用能够有效提高阴道内防御素的表达,激发宿主抗感染能力。

(三)减轻阴道内炎症反应

益生菌能够减少炎性介质的分泌,通过蛋白酶水解活性改变免疫原性。文献表明,益生菌能够抑制多条途径调控炎症反应。① 通过调控核因子-κB(Nuclear factor-κB, NFκBα)的转录活性,减弱 NFκBα 的降解,从而减轻炎症反应。② 通过增加人体血液中超氧化物歧化酶(superoxide dismutase, SOD)的活性,进而清除羟自由基和氧自由基,抑制 NO,减少过氧化脂质生成,减少炎症细胞浸润等。③ 调控丝裂原活化蛋白激酶(mitogen activated protein kinases, MAPK)通路调控炎症相关反应信号如基因和细胞因子,进而抑制炎症。④ 益生菌通过抑制 Toll 样受体和致病菌的反应,抑制促炎反应信号通路和促细胞凋亡信号通路,抑制炎症的产生。⑤ 通过抑制白细胞介素-1β 转换酶蛋白激活因子或者凋亡抑制蛋白-5 和致病菌鞭毛的识别,抑制白细胞介素-1 的激活,减轻炎症反应保护阴道上皮。

(四)免疫调节功能可能的机制

益生菌通过阴道上皮细胞和固有层淋巴细胞等相互作用,发挥免疫调节等作用;通过产生 SCFAs 等活性产物输送至其他组织器官,发挥神经内分泌调节作用。益生菌刺激宿主的免疫防御机制,调节对潜在有害抗原的先天性和获得性免疫反应,增强免疫应答,提高体内免疫因子和抗体的水平。

益生菌胞壁上的成分肽聚糖能够刺激巨噬细胞和 B 淋巴细胞等免疫细胞,产生白细胞介素、肿瘤坏死因子 α(IFN－α)和干扰素－γ(IFN－γ)等,同时可作为免疫佐剂活化 B 淋巴细胞和 T 淋巴细胞,促进淋巴细胞的有丝分裂。

益生菌可以提高局部黏膜免疫反应,通过促进分泌型 IgA(sIgA)的分泌和增强其活性,对生殖道黏膜具有特殊的免疫保护作用,有效地阻止病原体的侵入。sIgA 与抗原结合形成的复合物特异性结合中性粒细胞、树突状细胞以及巨噬细胞等免疫细胞的 Fc 受体,促使受体激活后激活免疫细胞,通过细胞毒性作用、吞噬作用和生成抗菌性过氧化物等发挥抗菌作用。sIgA 抑制微生物黏附生殖道黏膜表面,并且中和致病菌产生的毒素,同时具有抗炎调节和调理作用。

此外,益生菌既可以作为抗原呈递细胞将抗原呈递给 T 细胞,又能提高 T 细胞的增殖能力,还能通过释放溶酶体酶、TNF 以及介导抗体依赖的细胞介导的细胞毒性作用抑制病原菌的增殖生长。同时,益生菌也能促进 B 淋巴细胞的增殖,从而增加抗体的分泌,促使 B 细胞分泌大量 IgA、IgG 结合并分解病原微生物。当然,益生菌可以通过多种机制发挥多种功能,但没有证据表明一种益生菌可以具有所有功能。需要强调的是,一种微生物能否成为益生菌,除了菌株鉴定和安全性评价,最终还需要通过研究证明其健康功能。

二、益生元的作用机制研究

益生元的概念,最早是由英国的 Gibson 和 Roberfroid 于 1995 年提出的。当时的定义是:"益生元是能够选择性刺激某些肠道菌群的增殖和(或)活性,从而有益于机体健康的不消化食物成分"。此后,相继有人提出新的定义或对既有定义进行修订。2017 年国际益生菌与益生元科学协会得到认可并被公布。其定义为:"益生元是能够被宿主微生物选择性利用从而带来健康益处的物质。"该定义将益生元的范畴扩展到各种物质,作用部位扩展到肠道之外,作用对象微生物也不再局限于肠道菌群,应用对象也不限于人类。一种物质是不是益生元,其对人体有什么有益作用以及作用机制如何,都需要经过严格的研究验证,包括最终通过临床研究证实其功效。

益生元的定义中并没有限定益生元必须属于碳水化合物。但目前得到深入研究和广泛应用的益生元,几乎都属于碳水化合物,包括多种多糖、低聚糖和糖醇,如人乳低聚糖(human milk oligosac-charides,HMOs)、菊粉、低聚果糖、低聚半乳糖、聚葡萄糖、抗性糊精、异麦芽酮糖醇、乳糖醇、木糖醇和乳果糖等。益生元的作用包括调节肠道菌群、调节肠道功能、调节免疫功能、预防肠道感染、增加矿物质吸收和促进骨骼健康、调节能量代谢和维持体重，以及降低肥胖、2型糖尿病和结肠癌等慢性病风险等。需要特别强调的是，各种益生元的作用以及作用机制并不一定相同，主要作用机制如下：

（一）抑制致病菌的生长，扶植益生菌生长

益生元主要为不易效化的碳水化合物，不被阴道吸收，主要包括果糖寡糖以及葡萄糖寡糖等家族，益生元能够促进阴道内已存在的健康微生物，例如促进卷曲乳杆菌和简氏乳杆菌的生长。在合生元制剂中与益生菌同时给药时，益生元增强了阴道内优势杆菌、益生菌等的生长以及抗菌素的产生，例如乳果糖可导致促进双歧杆菌、乳杆菌的生长和维持其代谢稳定。研究结果显示益生元的该效应具有菌属特异性和剂量依赖性。

益生元可直接抑制一些致病菌的生长，例如棉子糖可抑制葡萄球菌和肠球菌的生长，具有菌种特异性和明显的剂量依赖性。此外，研究表明，相较于病原微生物，阴道内优势菌群乳酸杆菌选择性代谢这些寡糖和多糖，益生元通过菌群发酵，代谢产物降低阴道中的pH，抑制有毒代谢产物的生成，减少内毒素的产生，恢复阴道微生态的平衡。

（二）修复阴道屏障

文献显示，益生元能够有效促进阴道黏液的分泌，改变阴道黏液的性状，有助于物理屏障的生成，保护阴道黏膜免受病原微生物的侵袭。此外，益生元通过高表达细胞紧密连接蛋白，促进屏障修复。

（三）增加挥发性脂肪酸的含量

文献显示，许多益生元可发酵产物中含有SCFA，如乙酸盐、丁酸盐和丙酸盐等，阴道内SCFA含量大大增加，许多研究表明SCFA起到了有效的抗炎作用。丁酸盐是主要益生元发酵通过丙酮酸和乙酰辅酶A途径中产生的SCFA，可为上皮细胞提供能量。SCFA能够抑制阴道内病原微生物的生长繁殖，减少有毒代谢产物的生成，此外，SCFA能够抑制炎症因子生成，例如干扰素-α（IFN-α）、白细胞介素-2、趋化因子CXCL-8和IFN-α，而且可通过抑制NF-κB的激活和增加其细胞质抑制剂（Inhibitory Subunit of NF Kappa B，IKB）的水平来减少促炎趋化因子和细胞因子的产生，减少炎症。此外，SCFA还可能调节阴道内脂肪和葡萄糖的代谢恢复阴道微生态的平衡。

（四）免疫调节功能

益生元促进刺激宿主的免疫应答功能,其减少阴道内胺类等毒性代谢产物的生成,增强体液免疫和细胞免疫,上调免疫因子的表达。有动物研究显示,小鼠服用益生元会使阴道内 SIgA 的分泌量得到提高。

（五）抗炎

益生元发挥独立于微生物的免疫调节作用,能够有效减轻炎症反应,维护阴道微生态平衡。研究表明很多寡糖益生元能够起上皮细胞和单核细胞表面 Toll 样受体 4(Toll-like Receptor4,TLR4)配体的作用,减少炎性物质的生成。

三、合生元的作用机制

合生元是益生菌和益生元的混合制剂,结合了益生菌的生理活性和益生元的作用,使得益生菌在阴道微生态调节方面发挥更加有效和持久。一方面,益生元促进益生菌在阴道内的定植和增殖,并且增强益生菌的活性,而益生元具有抑制病原微生物能力的同时,其寄生菌作用下发酵益生元分泌的活性物质维持微生态的平衡。两者联合均可提高机体对病原微生物的抵抗,提高免疫力。

四、中药微生态调节剂的作用机制

中医药微生态调节剂是基于中医阴阳平衡、扶正祛邪等理论,是一类结合了传统中药制备技术和现代生物技术相结合的创新性中药。中医药微生态调节剂不仅涵盖了传统微生态调节剂的基本特征,同时也为中医调整阴阳、扶正祛邪等治疗理论提供了现代的科学依据。

目前中医药微生态调节剂主要具有益生元的活性,提取自一些中药如人参、党参、灵芝、黄芪、枸杞子、冬虫夏草、黄连、金银花等。此外,一些益生菌和中药合生元组成的合生元制剂也在研发之中,如中药 0710 合生元(双歧杆菌加枸杞多糖)、中药 0510 合生元(黄芪多糖加双歧杆菌)。

（一）促进或维持体内阴道微生态平衡

中医药微生态调节剂如低聚糖、黄酮、生物碱、苷类等中药及植物提取剂具有微生态调节活性,通过抑制致病病原微生物的生长,抑制病原微生物与宿主之间的相互作用,扶植体内益生菌的生长、增强阴道黏膜屏障功能和生物拮抗等功能恢复和维持阴道微生态的平衡。

（二）免疫调节功能

中医药微生态调节剂能够调节机体的免疫功能，增强机体抵抗力维持阴道微生态。通过刺激 T 淋巴细胞和 B 淋巴细胞的增殖、增强吞噬细胞的吞噬功能、促进各种细胞因子的分泌、增强补体的活性、增强免疫酶如碱性磷酸酶和酸性磷酸酶等的活性、增加免疫球蛋白的含量等途径，增强机体免疫力，调节机体免疫功能。

（三）减轻阴道内炎症反应

中药益生元制剂能够通过减少中性粒细胞等炎症细胞的浸润、抑制巨噬细胞的吞噬、抑制炎症因子的分泌，减轻宿主细胞炎症。

（四）抗氧化性

中医药微生态调节剂如具有很强的抗氧化性，这些中药或者植物提取剂如活性多糖、低聚糖、黄酮、生物碱、苷类等具有良好的抗氧化活性和抗衰老性，提高机体血清中抗氧化酶的活性、清除氧自由基，抑制 NO 生成，同时减少过氧化脂质的生成和保护微粒膜的作用。

（五）其他作用

中药微生态调节剂能够抑制肿瘤细胞的增殖而预防肿瘤的发生，通过调节相关表达降低肿瘤细胞的转移和侵袭性。

第四节　微生态调节剂应用中存在的问题

一、益生菌产品的安全性、稳定性、有效性

益生菌类产品开发分 5 个阶段：① 益生菌菌株的分离和鉴定；② 体外筛选，主要包括菌株的安全性、技术性能和功能评价等；③ 动物实验评价，即安全性和有效性的临床前研究；④ 临床研究，即安全性和有效性的临床研究；⑤ 产品上市前的研究，包括法规、产品剂型、目标人群和成本分析等。那么对益生菌产品质量的把关主要基于以下 3 个方面：① 安全性；② 有效性，即有健康功能或疗效；③ 稳定性，即在有效期内应保持活菌状态，且生物学、遗传学特性稳定。选用来做人体临床试验的益生菌菌种必须经过严格筛选，采用

良好的保存方法和科学管理,这是生产出高质量益生菌制剂的关键。而选用来做人体临床试验的益生菌更是要满足基本标准,如必须是有益菌株,且是活菌,同时在保质期内能保持足够的活菌数量,且不同批次之间差异很小,经人体对照试验研究证实有效。

二、益生菌投入临床试验必须考虑的问题

近期,研究人员更多地在探讨益生菌对正常人健康影响的研究方法,如降低发生疾病的风险或优化机体功能的临床试验评价。设计规范的人群试验以证明益生菌的"健康声明"是非常重要的。为满足法规要求,益生菌临床试验设计时需关注以下重要问题:

1. 研究对象是正常人群还是疾病患者,如果开发的益生菌是食品,则考虑正常人群为研究对象,且研究目的旨在获得"健康声明"支持。如果开发的益生菌是药品,则应考虑有相关适应证的疾病患者,且研究需遵循药品的相关法规要求。

2. 产品的法规分类,开发的益生菌是食品还是药品。不同类别的产品有不同的标准、研究要求、目标人群和风险要求,临床研究必须反映以上不同点。

3. 如果开发产品是食品,希望获得何种"健康声明",如何通过临床试验研究支持声明人群试验设计最好采用随机、双盲、安慰剂对照,且评价指标最好能够准确反映"健康声明"。

4. 是否有临床前研究,包括作为益生菌的体外和体内性能、产业化水平、益生菌必备的关键指标以及活菌的稳定性能等。临床前研究越深入,越有利于临床效果评估。

5. 目标人群适合何种年龄段人群或何种亚健康人群以及何种疾病患者等。

综上,女性阴道微生态状况关系母婴两代人的健康状况。目前已有一些研究表明应用益生菌制剂可以提高母婴健康。乳杆菌和双歧杆菌也是临床上目前应用较多的益生菌,用药途径包括口服和阴道给药。口服益生菌虽然疗程长但可以改善从直肠至会阴阴道的菌群结构。有学者提出通过益生菌治疗方法重建阴道正常微环境,调节免疫应答从而提高女性健康。目前孕妇补充益生菌预防早产的临床效果尚无定论,仍需进行大样本、多中心的前瞻性研究来阐明,也是未来临床科学研究的重点。阴道微生态系统是目前研究得最为清楚的一个系统,它包括许多方面,无论内外因素的变化均可以影响其微生态平衡。而阴道微生态的迅速发展不仅更新了妇产科医师对阴道内

存在各种微生物的认识,还对不同微生物所致的相关阴道疾病带来全新观念。常见的临床上的阴道炎症一般都为混合感染,阴道微生态报告能同时诊断多种阴道炎症。临床医生还能从阴道微生态报告上分别读到患者阴道内的优势菌、病原菌、有无白细胞及其功能,结合其是否存在影响因素,以及临床症状,综合评估,给出恰当的治疗措施。中华医学会妇产科学分会感染性疾病协作组组长廖秦平教授团队经过多年的研究开发出一套阴道微生态的临床评价体系,并于 2016 年 10 月在《中华妇产科杂志》刊出《阴道微生态评价的临床应用专家共识》。通过该体系,实现了对阴道炎症的分类诊断,并指导临床精准治疗。妇产科医生应该了解阴道微生态环境的概念,充分利用阴道微生态评价体系从微生态角度重新审视妇科感染性疾病,全面评价阴道感染及治疗前后的阴道微生态状况,指导临床达到恢复正常阴道微生态环境这一最终目标。

主要参考文献

[1] Abdelhamid A G, El-Masry S S, El-Dougdoug N K. Probiotic Lactobacillus and Bifidobacterium strains possess safety characteristics, antiviral activities and host adherence factors revealed by genome mining[J]. EPMA J,2019,10(4):337 - 350.

[2] D E O'Hanlon, T R Moench, R A. ConeIn vaginal fluid, bacteria associated with bacterial vaginosis can be suppressed with lactic acid but not hydrogen peroxide[J]. BMC Infect Dis,2011,11:200.

[3] Charlier C, Cretenet M, Even S, et al. Interactions between Staphylococcus aureus and lactic acid bacteria:an old story with new perspectives[J]. Int J Food Microbiol,2009, 131(1):30 - 39.

[4] Gillor O, Nigro L, Riley M. Genetically engineered bacteriocins and their potential as the next generation of antimicrobials[J]. Curr Pharm Des,2015,11(8):1067 - 1075.

[5] W N Konings, B Poolman, A J Driessen. Bioenergetics of lactic acid bacteria:cytoplasmic pH and osmotolerance[J]. FEMS Microbiol Lett,1989,16(6):419 - 76.

[6] Z. Gong, Y Luna, P Yu, et al. Lactobacilli inactivate Chlamydia trachomatis through lactic acid but not H_2O_2[J]. PLoS One,2014,9(9):e107758.

[7] Palomino, C Parolin, L Laghi C, et al. Lactobacillus crispatus inhibits the infectivity of Chlamydia trachomatis elementary bodies,in vitro study[J]. Sci Rep,2016,6:29024.

［8］ Graver M A，Wade J J. The role of acidification in the inhibition of Neisseria gonorrhoeae by vaginal lactobacilli during anaerobic growth［J］. Ann Clin Microbiol Antimicrob,2011,10:8.

［9］ Valore E V，Park C H，Igreti S L,et al. Antimicrobial components of vaginal fluid［J］. Am J Obstet Gynecol,2002,187(3):561－568.

［10］杨景云. 中医药微生态学的研究现状［C］. 中国畜牧兽医学会. 中国畜牧兽医学会动物微生态学分会第三届第七次学术研讨会论文集. 2004:5－11.

［11］李兰娟. 医学微生态学［M］. 北京:人民卫生出版社,2014:266.

［12］杨月欣,葛可佑. 中国营养科学全书［M］. 北京:人民卫生出版社,2019:379.